麻醉·疼痛系列

丛书主编　俞卫锋

揭开麻醉的神秘面纱

图解麻醉全攻略

俞卫锋　於章杰　郑蓓洁　**主编**

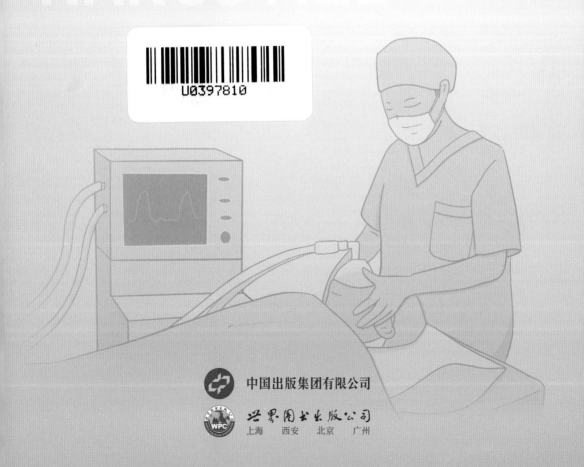

中国出版集团有限公司

世界图书出版公司

上海　西安　北京　广州

图书在版编目（CIP）数据

揭开麻醉的神秘面纱：图解麻醉全攻略 / 俞卫锋，
於章杰，郑蓓洁主编 . — 上海：上海世界图书出版公司，
2024. 12. -- ISBN 978-7-5232-1808-2

Ⅰ . R614-49

中国国家版本馆CIP数据核字第2024WW8252号

书　　名	揭开麻醉的神秘面纱——图解麻醉全攻略
	Jiekai Mazui de Shenmi Miansha——Tujie Mazui Quangonglue
主　　编	俞卫锋　於章杰　郑蓓洁
出 版 人	唐丽芳
责任编辑	陈寅莹
绘　　图	倪云枫
装帧设计	南京展望文化发展有限公司
出版发行	上海世界图书出版公司
地　　址	上海市广中路 88 号 9-10 楼
邮　　编	200083
网　　址	http://www.wpcsh.com
经　　销	新华书店
印　　刷	杭州锦鸿数码印刷有限公司
开　　本	787 mm × 1092 mm　1/16
印　　张	10
字　　数	120 千字
版　　次	2024 年 12 月第 1 版　　2024 年 12 月第 1 次印刷
书　　号	ISBN 978-7-5232-1808-2/R · 753
定　　价	98.00 元

主编介绍

俞卫锋

医学博士、主任医师、教授、博士生导师，上海交通大学医学院附属仁济医院麻醉危重病疼痛中心主任，上海交通大学医学院麻醉与危重病医学系主任，教育部麻醉医学重点实验室主任，以及上海市围术期器官保护与功能支持工程技术中心主任。

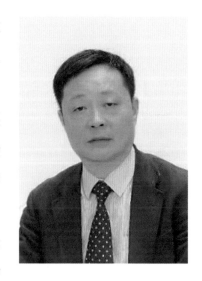

现任中华医学会麻醉学分会主任委员、中国医师协会麻醉学医师分会会长，并担任《麻醉·眼界》《中华麻醉学杂志》及《临床麻醉学杂志》等多本专业期刊的主编、副主编。

主导科普项目"打开麻醉镇痛与重症监护的神秘大门"，通过线上线下相结合的方式，向公众普及麻醉和重症监护知识，帮助大众更好地理解麻醉过程，减轻患者对手术的焦虑与恐惧。该项目通过多平台发布科普内容，总浏览量已超过50万次。带领的麻醉团队始终坚持科研与科普相结合的理念，致力于将前沿的科研成果转化为通俗易懂的知识内容，提升公众对麻醉的认知，推动全民健康，积极推进实现"健康中国2030"的目标。

於章杰

上海交通大学医学院附属仁济医院麻醉科主治医师。毕业于上海交通大学医学院，曾在法国巴黎Bichat医院担任住院医师、香港玛丽医院访学。在麻醉领域有丰富的临床经验，并活跃于多项学术组织，担任中华医学会麻醉学分会超声学组副组长、中西医结合学会麻醉专业委员等职务。

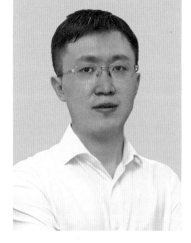

积极投身科普事业，作为上海市健康科普专家库专家、中国医师协会科普小组秘书，推动了仁济麻醉微信公众号的运营，并参与了多个科普电影剧本的创作。此外，还多次负责科普讲座、义诊等活动的策划与实施。在本书中希望通过通俗易懂的语言和生动的图文形式，将麻醉学的专业知识普及大众，帮助读者更好地理解麻醉与围术期医学。

郑蓓洁

医学博士，上海交通大学医学院附属仁济医院麻醉科副主任医师。曾任上海市中医药学会疼痛学分会委员，上海中西医结合麻醉与疼痛学会青年学组委员。承担国家自然科学基金青年基金1项，以第一作者发表SCI、核心论文10篇，获得4项实用新型专利授权。

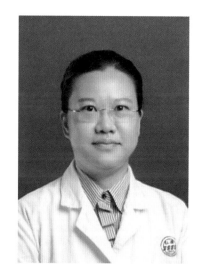

长期从事疼痛门诊诊疗及研究工作，擅长带状疱疹性神经痛、带状疱疹后遗痛的中西医综合治疗、癌性疼痛的阶梯治疗及规范化管理，以及各类慢性骨骼肌肉疼痛的诊疗。

编委名单

主 编

俞卫锋　於章杰　郑蓓洁

编 委

（按姓名拼音排序）

边文玉	曹文清	陈雪青	崔苏敏	戴璧然	樊　雅
冯晶晶	胡晓婷	怀晓蓉	黄　萍	黄咏磊	蒋长青
金　夏	刘曼嘉	刘万枫	刘迎香	柳韶华	鲁智生
罗　琨	牛芳芳	瞿亦枫	舒慧刚	苏恒华	孙　婧
孙小飘	汪晓强	王　苑	王洁敏	杨　润	殷　文
袁欣雨	翟小竹	詹琼慧	张　松	郑　丽	周　笑
周　徐	周仁龙	周姝婧	朱诗怡	朱紫瑜	邹沅芫

自　序

麻醉是许多人心中的一团迷雾——无论是手术前的紧张、麻醉过程中的不确定性、手术后康复的方法，还是ICU的秘密，都让人充满疑问和担忧。现代麻醉不仅可以在手术时让患者暂时失去知觉，还能协助消除检查中的疼痛和控制长期疼痛，从而减轻患者痛苦，提高手术安全性。

未来的麻醉学科将以患者为中心，创新科学研究、完善临床实践、提升人文关怀，致力于成为临床安全的关键学科、舒适医疗的主导学科、未来医院的支柱学科、科研创新的重点学科、社会熟知的品牌学科。

上海交通大学医学院附属仁济医院麻醉科团队在围术期患者的麻醉镇痛及危重病患者管理方面有着丰富的经验，近5年，每年完成超10万例麻醉手术，位列上海第一。团队还为妊娠合并心脏病患者、危重产妇、肝移植患者等提供专业麻醉服务，手术成功率领先。笔者以丰富的实践经验和专业知识为本，勉力编写《揭开麻醉的神秘面纱——图解麻醉全攻略》一书，旨在向公众提供优质的科普内容。

全书共八章。第一章至第四章解答了老百姓最关心的一系列问题，如为什么要麻醉、麻醉前需要做什么准备、麻醉过程中医生做了什么、术后康复中麻醉起到什么作用等。第五章至第八章介绍了麻醉时使用的工具，并展示了麻醉在ICU抢救、流产、分娩和无痛诊疗等中的应用。笔者将带领读者朋友们走进麻醉的世界，解开其中的种种谜团。希望能帮助更多的人全面清晰地了解麻醉学科，进而更加放心地接受麻醉；也希望本书的出版能丰富麻醉学科的内涵，为"健康中国战略"添一份力。

尽管本书倾注了所有编者的辛勤劳动，但不足之处仍在所难免，恳请各位读者、同道批评指正。

主编：俞卫锋

目　录
Contents

目 录
Contents

目 录
Contents

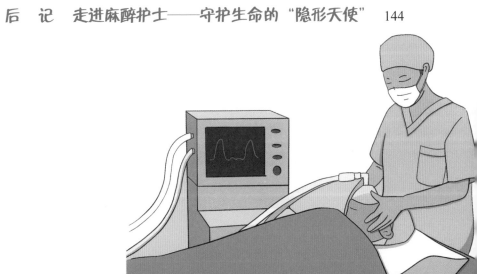

第一章

手术前，为什么需要麻醉

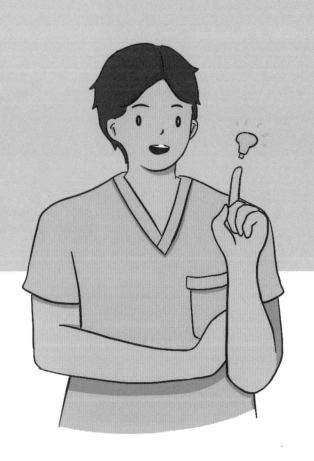

1. 麻醉的历史知多少

莫顿（Morton）医生与麻醉"圣殿"

在美国波士顿市中心的麻省总医院，有一座著名建筑——Ether Dome，这里是世界各地麻醉医生顶礼膜拜的"圣殿"。因为它是世界首例成功公开展示乙醚麻醉的诞生地。1846年10月，在这里，当时27岁的牙科医生莫顿（William T. G. Morton, 1819—1868）给一位患者实施乙醚麻醉，外科医生成功无痛切除颈部肿瘤。

虽然莫顿平素的行事为人颇受争议，但1821—1846年，MGH报道的手术例数仅为333例，自1846—1863年，这里完成了8 000例左右的手术。乙醚麻醉是现代医学发展史上的分水岭，标志着手术摆脱了恐惧，科学战胜了疼痛，患者得到了尊严。一位斜杠青年，开启了现代麻醉学的大门。

爱普格（Apgar）医生与Apgar评分

提起新生儿Apgar评分，每一位医护都耳熟能详。爱普格医生Dr. Apgar是当年哥伦比亚大学唯一一位麻醉医生。她才华横溢，不仅拉得一手好琴，还会手工制作小提琴。直到今天，哥伦比亚大学不时会用她制作的四把小提琴来一场四重奏。

当时，她在产科麻醉工作中发现，临床上缺乏新生儿情况评估的统一标准，新生儿死亡率居高不下。一天，她构思一首曲谱时，灵光乍现，借鉴音乐理念，五个评分点像五个音符，由此建立了最初的评分系统。另外，她发明的脐动脉导管置管术，拯救了千千万万新生儿的生命。2009年，华尔街日报在爱普格医生100周年诞辰的时候，公布了她亲自教护士如何做Apgar评分的珍贵视频。记住这位"斜杠"女性，每个独一无二的孩子开启伟大人生的第一个分数就是——Apgar评分（表1-1）。

表1-1　Apgar评分

新生儿评分（Apgar评分）				
体　制	0分	1分	2分	1分钟评分	5分钟评分
心　率	0	<100	>100		
呼　吸	0	浅表慢、不整	哭声响		
肌张力	松　弛	四肢屈曲	四肢活动		
弹足底或导管					
插鼻反应	无反应	稍有反应	哭，打喷嚏		
皮肤颜色	青紫苍白	躯干红，四肢青紫	红　润		
总　分					

拉格朗日（La Grange）医生与超声

近十年来，超声引导下神经阻滞蓬勃发展。回顾历史，1978年拉格朗日及其同事率先发表了超声用于周围神经阻滞的报道，当时是使用超声多普勒技术定位锁骨下动脉，并根据血管位置对61例患者进行锁骨上臂丛阻滞。拉格朗日是一位南非麻醉医生，他在1982年还撰文提出，家用计算机可以用于医学档案的储存和研究，而当时开启个人电脑时代的Apple Ⅱ（1980年）、

Commodore 64（1982年）等才刚进入人们的生活中。"工欲善其事，必先利其器"，拉格朗日医生显然在第三次工业革命中成为"斜杠"弄潮儿。今天，各种神经阻滞麻醉机器人的诞生，外科达芬奇机器人用于远程神经阻滞的麻醉操作，其实都是从43年前，那个小小的多普勒探头开始的（图1-1）。

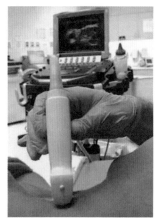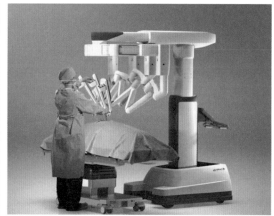

图1-1 多普勒探头、达芬奇机器人

医生说

这样的故事不胜枚举，比如，因三磷酸腺苷（ATP）相关研究获得1997年诺贝尔化学奖的丹麦科学家斯科（Jens C. Skou, 1918—2018）本来也是一位麻醉医生。总而言之，探索科学新疆域，不仅要执着于专业内的深耕，也需要有更广阔视野的麻醉先驱者。

（黄咏磊）

2. 麻醉的方式如何选

麻醉医生在进行术前访视时，经常会遇到患者提问："医生，我是全身麻醉还是椎管内麻醉？可不可以局部麻醉下做手术？"

通俗一点，全身麻醉就是大家所说的"睡了一觉"，手术过程中，患者处于睡着状态，对手术刺激没有意识和反应；椎管内麻醉就是患者下半身失去知觉，上半身和意识不受影响；局部麻醉是指术中患者意识清醒，身体局部阻滞区域内无痛觉，而其他部位不受影响。

全身麻醉（即"全麻"）

是麻醉药经过吸入、静脉或肌内注射进入患者体内，使大脑受到抑制，患者意识消失而无疼痛感觉的一种病理生理状态。分为静脉麻醉、吸入麻醉和静吸复合麻醉等。

椎管内麻醉（即"半麻"）

属于区域阻滞麻醉的一种，是将局部麻醉药注入脊椎内蛛网膜下隙或硬膜外间隙，通过阻断脊神经根让患者痛觉可逆性丧失，但意识清醒，保留有自主呼吸的一种麻醉方式。包括硬膜外麻醉、蛛网膜下隙麻醉（俗称腰麻）、腰硬联合麻醉和骶管阻滞麻醉等。

局部麻醉（即"局麻"）

用局部麻醉药暂时阻断神经（丛）的传导功能，使该神经（丛）支配的相应区域产生麻醉作用，包括表面麻醉、局部浸润麻醉、区域阻滞、神经阻滞等，广义的局部麻醉包括椎管内麻醉（图1-2）。

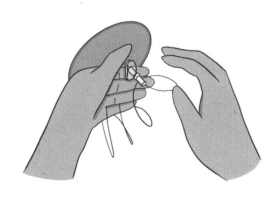

图1-2　局部麻醉药注入

小 贴 士

不同麻醉方式适用不同手术

全身麻醉　几乎适用于任何手术；

椎管内麻醉　主要适用于腹部及盆腔手术、肛门及会阴部手术、下肢手术以及分娩镇痛。颈部、上肢及胸部手术也可应用硬膜外麻醉，但在管理上稍复杂；

局部麻醉　主要适用于表浅短小手术、有创性检查和治疗、甲状腺手术、四肢手术、与其他麻醉方法联合应用及术后镇痛等。

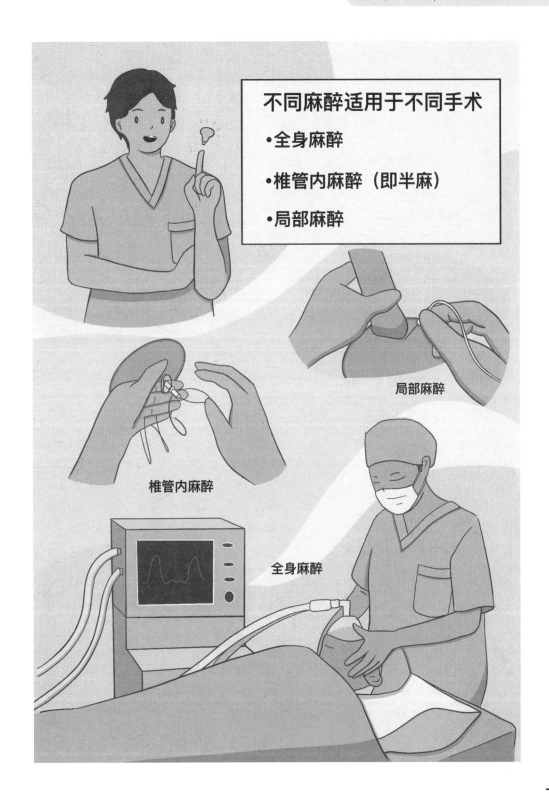

不同麻醉适用于不同手术

• 全身麻醉

• 椎管内麻醉（即半麻）

• 局部麻醉

局部麻醉

椎管内麻醉

全身麻醉

医生说

　　必要情况下，为了消除患者术中的焦虑、满足手术需要，良好的术后镇痛等，可联合上述麻醉方式。不过，虽然麻醉方式很多，麻醉医生在为患者选择时却一点也不任性哦！麻醉的选择取决于病情特点、手术性质和要求、麻醉方法本身的优缺点、麻醉者的理论水平和技术经验以及设备条件等几方面因素，同时还要尽可能考虑手术者对麻醉选择的意见和患者自己的意愿。总之，麻醉医生会在确保麻醉效果、保障患者安全、满足手术要求的前提下选择对患者最有利的麻醉方法。

（周　笑）

3. 全身麻醉就是睡一觉吗

过去，说起手术，大部分患者可谓"闻手术色变"——恐惧、焦虑、不安……仿佛手术室就像一个小型的修罗场。但现如今，越来越多的手术患者在麻醉中笑着醒过来："医生，手术做完了吗？怎么都没有什么感觉啊？"有的甚至带着一丝慵懒："我好久没有睡得这么舒服了！"

不仅手术中无痛，而且注重术后体验

一般来说麻醉是由药物或其他方法产生的一种中枢神经系统和（或）周围神经系统的可逆性功能抑制，抑制的特点主要是意识、感觉特别是痛觉的丧失。

随着舒适化医疗的不断提高，麻醉不仅仅是满足术中手术医生操作的要求，更加注重患者术后体验，镇静、镇痛药的使用很大程度上避免了患者术后烦躁及因疼痛产生的困扰。

麻醉堪比一场高质量睡眠

再有，现如今，大多数人常有精神紧张，睡眠质量不高，麻醉状态下，人们意识丧失，整个人都将处于一种完全放空的状态，对于这类人来说，麻醉过程中无疑是进行了一场高质量的深度睡眠，大脑得到充分休息，一觉醒来自然是活力满满。

对于顽固性失眠人群，运用麻醉药物可诱导自然睡眠状态，帮助患者恢复原有睡眠节律，已作为一种成熟的治疗手段极大改善了患者的生活质量。

 医生说

　　不少人在体验过麻醉过程之后，不自觉想要再体验一次，甚至萌生了自己给自己麻醉的想法，但是我要说的是，麻醉药物虽好，但使用过程中需要专业的麻醉医生和严密监测，不建议自己尝试。

（孙小飘）

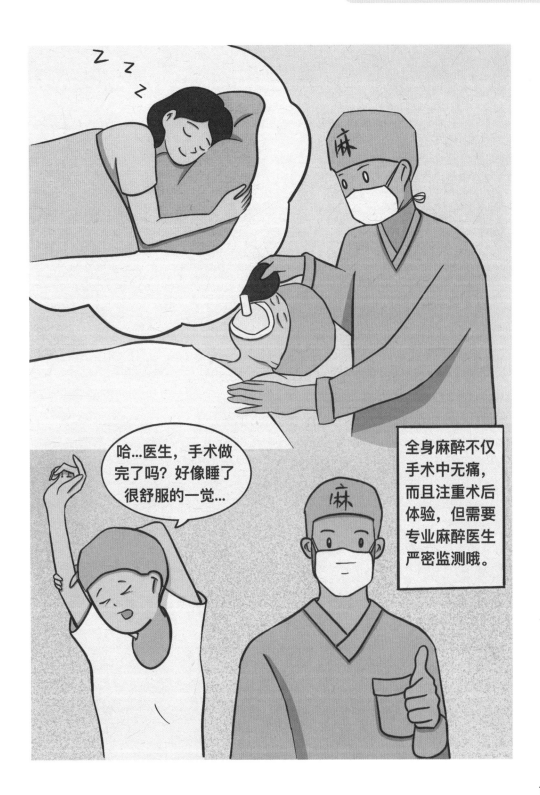

4. 喝酒不醉的人，能被麻醉吗

著名的爱尔兰剧作家、诺贝尔文学奖获得者萧伯纳（George Bernard Shaw）曾说：“酒精是我们忍受生活运转的麻醉药。”那么，酒精与麻醉药之间到底有怎样的关系，酒量好的人是否需要更多的麻醉药，甚至无法被麻醉呢？

"喝酒脸红的人酒量好" 是谣言

民间一直有“喝酒脸红的人酒量好”这样的说法，这句话也常在酒会、宴席间被作为劝酒的理由。但实际情况是，人们喝酒之后，酒精会在肝脏内被几种脱氢酶多次氧化，最后以水和二氧化碳的形式排出体外；那些喝酒容易脸红的人，其实是因为酶活性不均，导致中间代谢产物乙醛在体内蓄积，因乙醛具有让毛细血管扩张的功能，才出现了“喝酒上脸”的现象。而乙醛本身又是一种致癌物质，所以喝酒脸红并非是酒量好，反而是在提示机体应适度饮酒、谨慎饮酒！

长期饮酒的患者，注射肝代谢麻醉药应增加剂量

大部分人喝酒后酒精主要依靠肝脏里细胞色素 P450 酶系统氧化代谢，故长期饮酒的人，体内的“P450”会有所增加，而巧合的是，“P450”也会参与诸多麻醉药的代谢过程，这也解释了为何长期饮酒的患者麻醉药代谢也会加快。

换句话说，对于酒量较大的患者，因体内肝酶系统更为发达，使用麻醉药时剂量也应当有所增加，当然，前提是这些药物需要通过肝脏来代谢，否则这种影响就很小了。

醉酒后急诊手术的患者，术中麻醉药减少

喝酒之后，酒精及其代谢产物直接或间接地作用于大脑内阿片受体，可使人对痛觉反应迟钝或产生嗜睡等效应，使得手术中对麻醉药的需求相对减少。假如患者肝脏长期受到酒精影响，反而会因为肝酶合成减少而降低麻醉药的代谢效率，此时手术中麻醉药追加、维持的剂量也应少于平时，不然可能增加麻醉复苏的难度。

值得注意的是，喝酒后紧急手术时患者往往处于饱胃状态，胃内食物和酒精混合在一起极易逆流发生误吸，同时醉酒患者意识往往难以准确评估，这些都大大增加了麻醉和手术的风险。

长期饮酒不会导致"麻不倒""睡不着"

对于全身麻醉患者，术中需要使用除了麻醉镇静药以外，还有包括镇痛药、肌松药在内三大类麻醉药物，它们相互佐成，协同完成麻醉过程。所以，少部分药物因为饮酒导致药效影响并不足以撼动麻醉的整体效果，只需要正确合理地实施麻醉方案，"麻不倒""睡不着"的情况根本不可能出现。

长期饮酒对麻醉有不良影响

长期饮酒除了对患者肝、肾功能带来不良影响以外，同时还

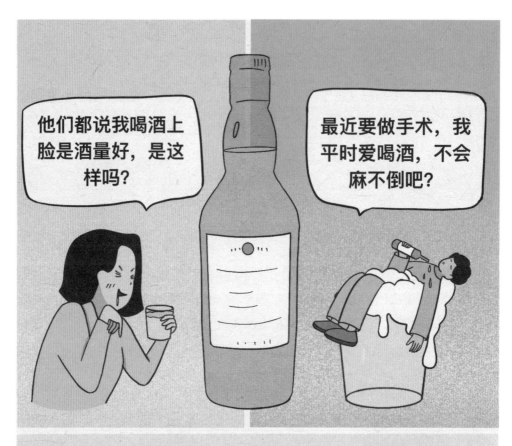

他们都说我喝酒上脸是酒量好，是这样吗？

最近要做手术，我平时爱喝酒，不会麻不倒吧？

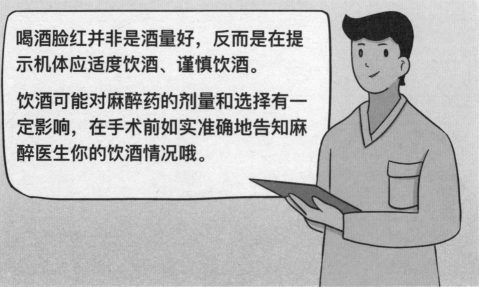

喝酒脸红并非是酒量好，反而是在提示机体应适度饮酒、谨慎饮酒。

饮酒可能对麻醉药的剂量和选择有一定影响，在手术前如实准确地告知麻醉医生你的饮酒情况哦。

可能造成心脏、免疫、凝血等功能的损害。还有研究表明，这类患者出现术后认知功能障碍（POCD）的概率也明显增高。由此可见，长期饮酒可能导致患者对麻醉药的耐受性降低，进而增加围术期的风险，影响患者预后。

 医生说

　　尽管饮酒可能对麻醉药的剂量和选择有一定影响，但只要在手术前如实准确地告知麻醉医生你的饮酒情况，由有经验的麻醉医生制订选择合适麻醉方案，合理规范地使用麻醉药，安全平稳地度过手术期完全没问题！

（罗　琨）

5. 麻醉后，会变傻吗

很多家长会选择在小朋友放寒暑假时，去医院看看诸如腺样体肥大、包皮包茎等"小毛病"。很多手术治疗都需要全身麻醉，这个时候，家长就会担心，全身麻醉会让我们小孩变笨吗？

在从麻醉医生的专业视角解答"全身麻醉会不会影响小朋友的智力发育"这一大家都非常关心的话题前，先阐述小朋友智力发育的特点。

小朋友的智力发育特点

小朋友的生长发育主要分为7个阶段，依次是胎儿期、新生儿期、婴儿期、幼儿期、学龄前期、学龄期和青春期。其中，新生儿期是从胎儿娩出到28天为止，婴儿期指婴儿出生到满1周岁，幼儿期指1周岁至满3周岁。

婴幼儿期是脑细胞分化和发育的重要阶段，3周岁之前，小朋友的语言、动作、心理发展非常显著。婴幼儿期，小朋友智力发育的潜能已经确定。小朋友学龄前期及之后的时间，更多的是通过后天的培养挖掘脑细胞的潜能。

与成人相比，小朋友有代谢率高、氧储备能力低等特点，更容易导致组织器官缺氧。这就对我们手术麻醉提出了更高的要求。

全身麻醉会影响小朋友的智力发育吗

既往的很多临床试验表明，单次、短时间的全身麻醉手术不会对小朋友智力发育产生影响。但在2016年，美国食品药品管理局（FDA）提出，妊娠第3期（孕24～40周）的孕妇或3岁以下的婴幼儿，在手术或其他治疗中多次或长时间使用全身麻醉或镇静药物，可能会影响小朋友的大脑发育。对于这样的"警告"，要审慎看待，既要严谨踏实地继续做研究，明确全身麻醉是否会影响小朋友的智力发育，同时也不能因噎废食，在没有确凿证据的情况下，否定全身麻醉在解决人类疾患、促进外科的发展方面的重要作用。

随着科学技术的进步，当代的全身麻醉技术、全身麻醉药物和全身麻醉设备已经形成一套完整的理论、实践体系。从1846年成功实施乙醚麻醉以来，经过170余年的发展，麻醉死亡率已非常低（降至1∶250 000），麻醉的安全性有了本质提高。2019年，中国国内住院患者手术已经达到6 930余万人次，并且以10%左右的速度增长（图1-3），这其中过半数是全身麻醉患者。现在，全国每年至少有3 000多万人安全度过全身麻醉围术期。

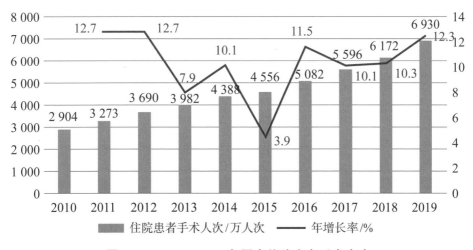

图1-3　2010—2019年国内住院患者手术人次

医生说

　　除了全身麻醉对智力的影响，其实小患者的心理健康也需要被关注，医生和家人应当采取各种方法降低小朋友对手术麻醉的恐惧心理，提高手术麻醉的舒适性，让小朋友们在美好健康的环境下茁壮成长。

（鲁智生）

第二章

麻醉前，要做什么准备

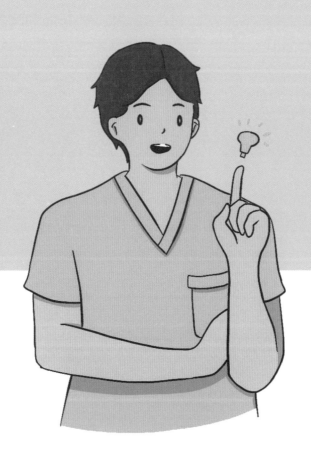

6. 麻醉科门诊是干什么的

麻醉科门诊的主要业务可以概括为三个方面。

麻醉前评估

对即将进行手术的患者进行完善的术前评估,特别是老年患者,尤其是合并心血管、脑血管、呼吸系统等疾病的患者更需麻醉前评估,确定患者目前的整体情况是否适合接受手术治疗。完善的术前病史调查对于麻醉科医生而言作用巨大,能够为我们提供大量有用信息,帮助明确诊断。

在入院前进行必要的麻醉评估,可以有效避免入院后延迟或取消手术情况的发生,不仅缩短住院周期,还能节约医疗费用,同时也节约医疗资源。

拟定麻醉方案

交代手术患者麻醉前及术后处理等注意事项,针对不同患者拟定出不同的麻醉方案,并告知相关注意事项。

签署麻醉协议书

指导手术患者及其家属签署麻醉知情同意书等相关文件,并对有关医疗文书进行详细讲解。有效讲解麻醉知情同意书,能够帮助患者及其家属更全面地了解手术风险与麻醉风险,并减少不

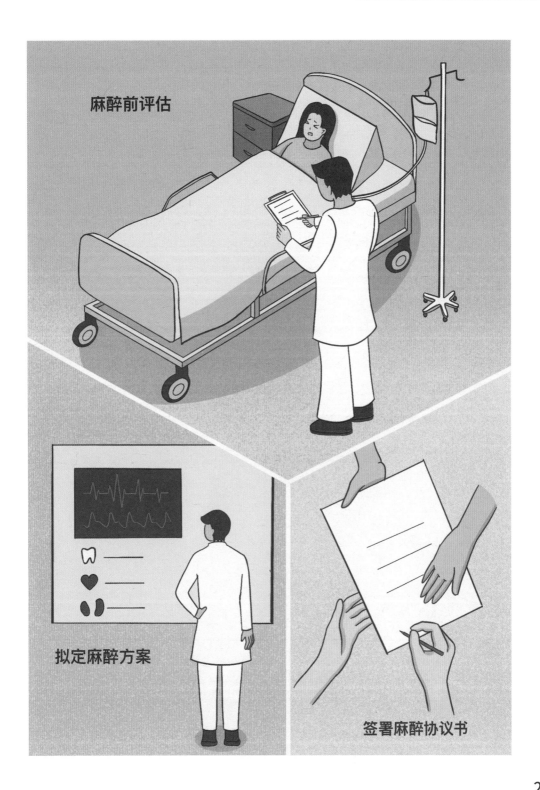

麻醉前评估

拟定麻醉方案

签署麻醉协议书

必要的医疗纠纷。在临床工作中，有效沟通是处理好医患关系的首要因素，因此有效签署知情同意书的意义重大，不容小觑。

对于不同大小的手术而言，麻醉科医生的关注点也不同，在告知患者及其家属的时候会突出重点，做到有效沟通。有效签署知情同意书还能提升患者的依从性，提高治疗效果。

 医生说

携带近期的检查报告和化验单到麻醉科门诊，即使外院外地的都可以，有近期的健康体检报告更好，医生就能对你的全身状况有个基本的了解。麻醉科门诊的开展对于提高患者安全、降低围术期风险、缩短术前住院日和提高工作效率等都具有重要意义。

（刘万枫）

7. 术前焦虑如何破解

术前焦虑是一种紧张不安、不愉快的状态，由于即将麻醉和手术而出现的一种防御行为，其特点为焦虑水平及焦虑程度随时间波动，并与人格特性密切相关。

术前焦虑的表现

越接近手术时间，患者表现得越来越焦虑，这种焦虑如果体现在不配合或者基础生命指征有所改变，有可能导致2种结果：手术和麻醉无法实施；增加术中麻醉药用量、加重术后疼痛、增加术后并发症和死亡率。因此对患者及医生双方，都需对术前焦虑有清楚的认知，确保术后安全。

评估麻醉术前焦虑

一般来说，有主观和客观两种标准判断患者的术前焦虑状态。

症状：成人在进入手术室之前会出现以往不常有的睡眠障碍、乏力、胃部不适、消化不良、头晕等症状，进入手术室以后，往往表现为不自主发抖、出汗、血压心率升高等现象。儿童表现为恐惧、躁动不安、深呼吸、全身发抖、哭闹、停止说话或玩耍等。

评分表（表2-1）：根据《术前抗焦虑的专家共识》，有7种用于评估焦虑的工具，一般采用针对围术期患者焦虑的自评量表，评分表相对客观，也更适用于隐匿性的焦虑患者。

表2-1 焦虑评估表

项 目	APAIS条目	1分 （完全没有）	2分	3分	4分	5分 （非常明显）
与麻醉相 关的焦虑	我对麻醉感到担心					
	我一直担心麻醉这 件事					
与手术相 关的焦虑	我对手术感到担心					
	我一直担心手术这 件事					
信息需求	我希望尽可能多地 了解有关麻醉的事					
	我希望尽可能多地 了解有关手术的事					

最大程度预防麻醉术前焦虑

一方面，患者在术前进行麻醉门诊，了解手术拟实施的麻醉方案，术后镇痛策略等可在较大程度上消除其对麻醉的担忧。同时患者也可通过量表评估焦虑水平，及时制定相应干预策略。另一方面，术前访视以及患者入室后的沟通安慰也可减轻患者术前焦虑的发生。

 医生说

在医院这个特殊的环境中，面对肃静的手术室，躺在冰冷的手术台上，医务工作者个人面临要进行手术的时候，也很难做到心态放松。大部分患者的焦虑其实是来源于对未知的恐惧，医患在术前有效的沟通以及相互信任的增强，可极大程度缓解患者对麻醉过程的恐惧，减少术前焦虑，做一名真正"心态蛮好的"患者。

（周　徐）

8. 术前为什么要签那么多字

麻醉医生小王术前去病房访视第二天手术的患者老张，并让他在麻醉术前访视单上签字。老张不解：刚才已经有人找我签过字了，怎么还要签呀？很多患者都有像老张这样的疑惑，那么手术前究竟需要签哪些字呢？

手术知情同意书

外科医生帮助患者了解自己为什么做手术、拟行手术的方式、手术中和手术后可能发生的风险等，原则上在进行所有有创操作前医生均应该征得患者或家属的同意并签字（图2-1）。

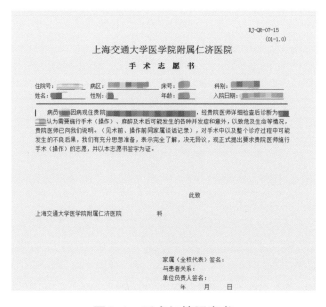

图2-1 手术知情同意书

授权委托书

委托人的存在是为了如果手术中发现突发的未预料的情况需要更改手术方式等，委托人有权帮患者做出决定，那么有的患者就要问了，为什么需要委托人呢，我可以自己做决定，局部麻醉的患者是完全清醒的，确实可以自己做决定，但是全身麻醉的患者术中是没有意识的，如果有特殊情况发生必然需要授权人帮忙做决定（图2-2）。

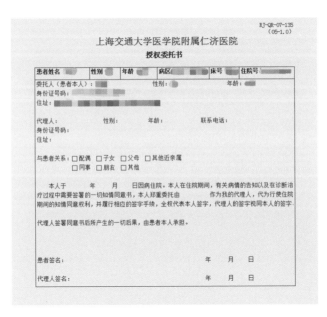

图2-2 授权委托书

麻醉术前访视单

前文麻醉医生让老张签署的是什么呢，这就是术前患者需要签署的另一份文件——麻醉术前访视单，也称麻醉同意书（图2-3）。大家都知道，要想完成一台手术，手术医生很重要，麻醉医生也同等重要，任何麻醉跟手术一样也是有风险的，而麻醉医生术前访视患者可以了解患者的身体情况、疾病情况等，根据患者的术前状态和手术情况制定合适的麻醉方式，告知患者或家属麻醉中可能发生的风险等并让家属签字。

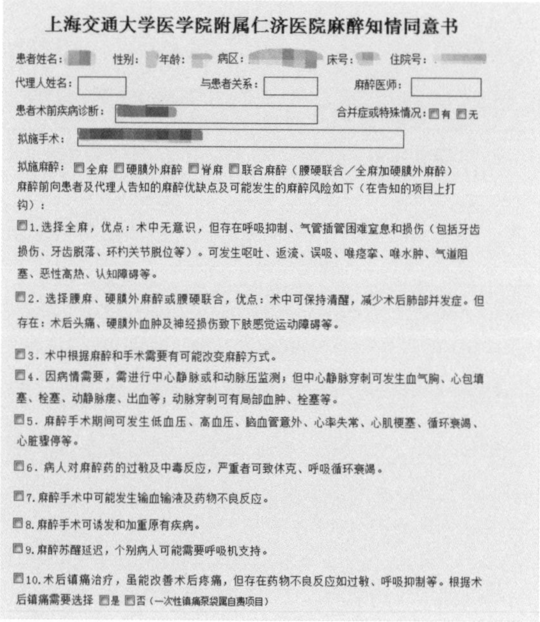

图 2-3　术前访视单

输血同意书

有的患者可能说我不需要输血，血红蛋白150 g/L，确实，一般的小手术对于正常健康成年人来说风险较小，但任何手术都是有风险的，万一手术中发生大出血，危及患者的生命，则必须尽快进行输血，挽救患者的生命。当然输血也无法避免可能有过敏、发热、传播传染病等不良反应，所以术前签署输血同意书表明患者了解输血作用的同时知晓其可能带来的不良反应，这也是很有必要的（图2-4）。

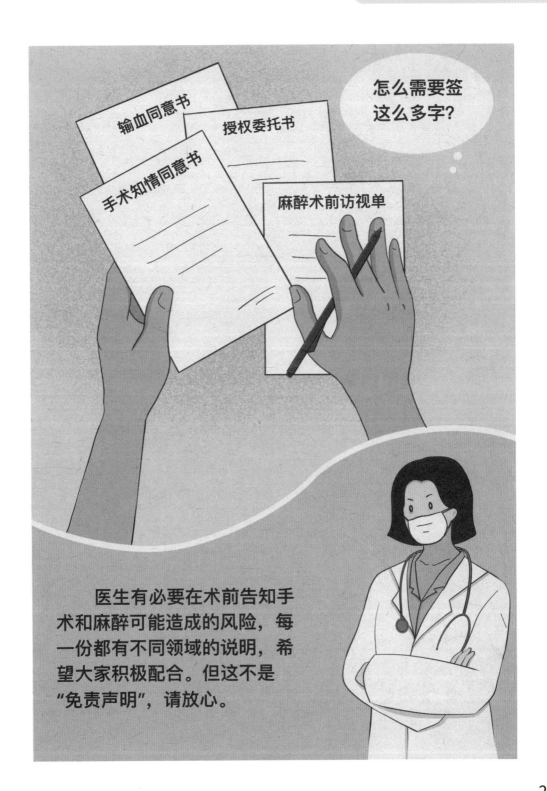

图 2-4　输血同意书

医生说

这些都不是"免责声明"，医生对手术和麻醉可能发生的风险有告知义务，但是不代表签了字所有的风险就转移到了患者和家属的身上，如果手术中发生任何风险，医生都会尽全力抢救患者的。如果医生在手术和麻醉的过程中发生失误和过错，即使术前签了字，医生也同样是要承担责任的，所以请患者和家属放心，每个医生跟你们一样都希望患者能够顺顺利利地完成手术，平平安安地出院回家。

（胡晓婷）

9. "三高"人群麻醉风险更高吗

三高，即高血压、高血糖和高血脂，是心血管疾病发病和死亡的三大主要危险因素。二高或三高并存的患者并不少见。对于这类患者，我们必须同等重视并进行综合管理。

高血压

高血压病患者进行手术时，面临两大风险：低血压和高血压（图2-5）。

高血压意味着血管壁持续受高压冲击，可能导致血管内皮损伤和裂纹，为"血管垃圾"提供滋生的环境。血管内的代谢产物会积

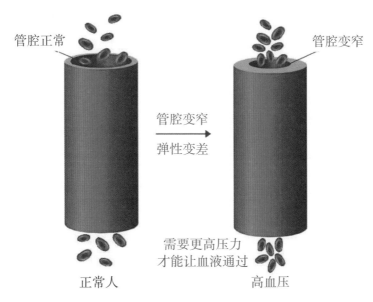

图2-5 高血压血管变化

聚，导致血管僵硬、弹性降低、阻力增加，引发恶性循环。高血压病患者对缺氧的耐受性较差，如果低血压不能及时纠正，将影响重要器官的血液灌注，可能并发心肌梗死或脑血栓形成等情况。

同时，血压过高可增加心肌负荷和耗氧量，导致心律失常、心力衰竭，甚至心搏骤停。手术中血压波动常见，高血压病患者的波动尤为明显。因此，麻醉医生需要全面评估高血压病患者，合理用药，维持适当的麻醉深度和足够的血容量，以确保血流动力学的稳定，防止并发症，保障手术安全。

高血糖

对于糖尿病患者，由于代谢紊乱和伴随疾病的存在，进行手术时风险更大。

手术前患者通常有不同程度的精神紧张，过度紧张和焦虑可能导致血糖控制困难，容易出现血糖升高。改变降糖药物种类和剂量可能引发血糖剧烈波动，增加高血糖或低血糖的风险。即使没有明显症状，糖尿病患者仍可能存在心肌缺血。自主神经功能受损使心脏对血容量变化的代偿功能减弱，麻醉后低血压的风险增加。

同时，脏器伴随微血管病变，手术麻醉中容易出现缺血再灌注损伤。术前血糖控制不佳不仅加重脏器功能损伤，还增加术后感染、伤口愈合不良、血液黏滞性增高和血栓形成的可能性。因此，手术患者的血糖控制至关重要。

高血脂

心脏就像一座自来水厂的水泵车间，为全身提供新鲜的血液，

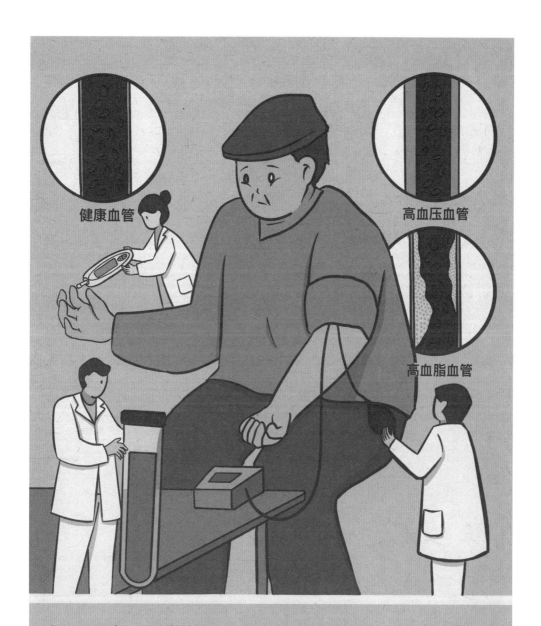

健康血管

高血压血管

高血脂血管

　　三高，即高血压、高血糖和高血脂，是心血管疾病发病和死亡的三大主要危险因素。

　　对于三高患者，相较于分别单独管理这三项危险因素，实行"三高共管"能更有效地减少手术风险。

血液的质量和血管的状态对我们的健康影响极大。"三高"人群的血液通道可能因高血脂而锈迹斑斑，血液相对黏稠和污浊。长期高血脂会形成更多的类脂质物质，即"血管垃圾"，堆积在受损血管上，使斑块不断增大，导致血管狭窄。手术过程中循环波动常见，当这些斑块堵塞在冠状动脉和脑血管时，会发生心梗和脑梗，严重威胁患者生命。

因此，对于三高患者，相较于分别单独管理这三项危险因素，实行"三高共管"能更有效地减少手术风险。

医生说

麻醉医生与心内科和内分泌科医生合作，共同评估手术风险，并通过调整药物及药物剂量等方式降低风险，只有这样才能确保手术的顺利进行。

（戴璧然）

10. 打鼾为什么影响全身麻醉

打鼾是怎么造成的呢？呼吸管道就跟自来水管道一样，气流就如同水流。通畅时水流经过不会有明显声响，但一旦管路中存在障碍或狭窄时，水流震动管壁就会发出异响，打呼噜就是这样。

鼾声分贝界定

熟睡后打鼾声响超过60分贝以上，就称为鼾症。打鼾超过80分贝会严重影响枕边人睡眠质量，而超过90分贝的打鼾就如同身处建筑施工现场（90 ~ 130分贝）。白天时，呼吸道肌肉黏膜组织保持着一定的紧张度，呼吸管道一般呈畅通状态。到了晚上，熟睡时口咽肌肉松弛、黏膜肥大及舌根后坠就会造成堵塞。阻塞越严重，声音越响；最严重的完全堵塞反而就没声音了，易造成窒息。

多半是肥胖惹的祸

男性打鼾比例比女性高，因为男性喉头的生理位置比女生低，易发生舌根后坠。老人的口腔黏膜肌肉松弛，更易打鼾。儿童一旦发生感冒等呼吸道疾病也更易打鼾。怀着宝宝的孕妇，因腹腔压力增大也更易发生鼾症。长期大量饮酒和重度吸烟也是打呼的危险因素。最后，"越胖越喘"并不是戏言，肥胖者常伴随脖子粗短，脂肪堆积，舌体肿大，中重度的睡眠呼吸障碍58%可归因于肥胖。

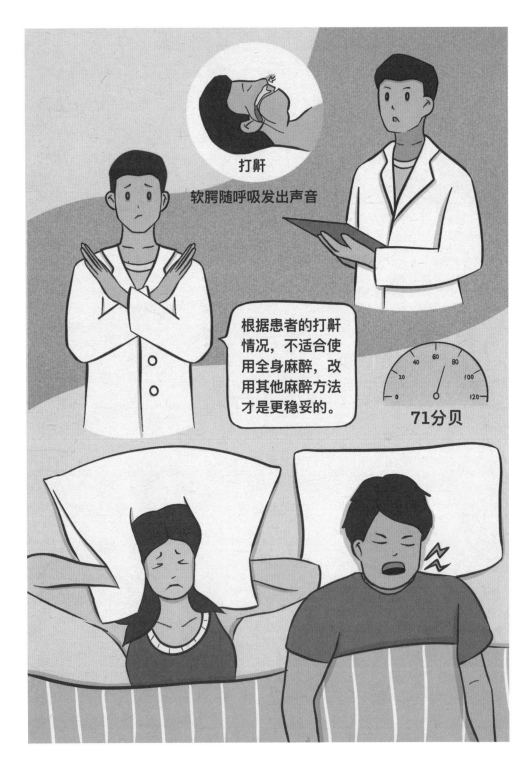

小 贴 士

肥胖的标准

BMI（身体质量指数）=体重（kg）/身高^2（m），亚洲人群BMI＞25即为肥胖。

打鼾的人有可能不适用"全身麻醉"

"全身麻醉"不嫌弃小呼噜，但不喜欢"大呼噜"。"小呼噜"一般由睡姿不良或鼻塞引起，外因解除后自然消失，大多不需要治疗。响彻云霄、断断续续的"大呼噜"是"全身麻醉"最嫌弃的类型。

当出现连续打鼾、突然暂停持续超过10秒，憋气后又继续打，则需要警惕"睡眠呼吸暂停综合征"。这类患者最好需要到专业的医疗机构仔细检查一番。夜间睡眠呼吸暂停会带来许多危害，例如白天注意力不集中，记忆减退，增加交通意外的概率。严重的睡眠暂停会造成窒息，猝死风险极高。同时，睡眠呼吸暂停会造成机体缺氧，引发高血压、心律失常、冠心病、呼吸衰竭、糖尿病、脑血管意外、老年痴呆等疾病，增加"全身麻醉"的风险。

常用的全身麻醉分为两种，一种是不插管子（气管导管）、保留呼吸的静脉麻醉，另一种是插管子的复合麻醉。

一般在实施胃肠镜检查时，可选用静脉麻醉，使用少量镇痛和催眠药物使患者在美梦中做完全部检查。快速入睡，快速苏醒，整个过程中患者都是自己呼吸的。麻醉药物使患者睡着的同时，会放松口咽部肌肉黏膜，有时也会抑制呼吸。这时如果是重症睡眠呼吸暂停的打鼾患者，就极可能在麻醉期间发生严重的缺氧，而缺氧时间＞10分钟，就可能导致脑死亡。

大手术一般都采用插管子的复合麻醉方式。在患者睡着后，插了气管导管后，呼吸就交由麻醉医生和麻醉机器负责了。这种麻醉方式看似对打鼾患者很友好，其实不然。严重呼吸睡眠暂停的患者，插气管导管失败的概率增加30%。即便成功插了管子，手术后发生肺部感染等呼吸系统并发症的概率也会增加，且拔除气管导管的难度也增加了。同时，高发的心脑血管疾病也对麻醉手术期间的管理带来了难度。

 医生说

麻醉医生会根据每位患者的病情制定不同的麻醉方案，对于严重打鼾患者，麻醉前需要麻醉医生进行严格的评估。有时看似残忍的拒绝，却恰恰是对患者最大的保护。您若安好，便是我们的晴天。

（朱紫瑜）

第三章

麻醉时，发生了什么

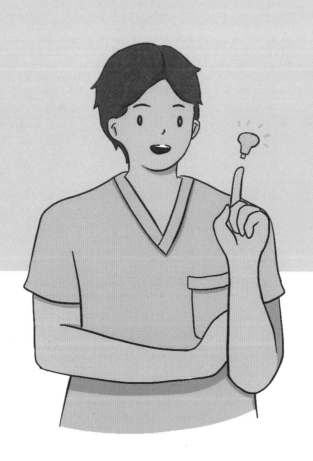

11."睡着"后，麻醉医生做了什么

当患者躺在手术台上，眼睛闭上前听到的最后一句话可能是麻醉医生说的"准备睡觉啦"。那么全身麻醉手术中，麻醉医生是不是将麻醉药物注入静脉，患者成功入睡后就可以大摇大摆地离开手术室了呢？当然不是啦！

插管后，手术开始

当患者睡着后，因为肌肉松弛药的使用，患者的自主呼吸会消失，需要麻醉医生进行气管插管，用一根导管将呼吸机的氧气送到患者的肺内。插管后，外科医生就可以开始进行手术了。

手术期间，全程守护

患者睡着后是无法讲话的，是麻醉医生时刻通过监护仪的数据密切监测着生命体征变化，了解患者的情况，如心率、心电图、血压、中心静脉压、血氧饱和度、呼吸波形、动脉波形等（图3-1）。

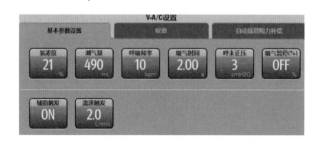

图3-1　监护仪数据

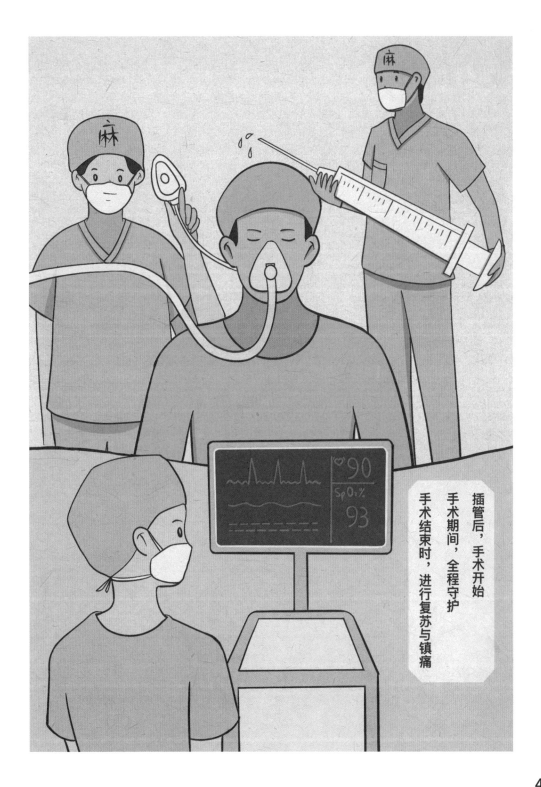

插管后，手术开始

手术期间，全程守护

手术结束时，进行复苏与镇痛

同时密切观察手术进程调节麻醉深度，设置麻醉药的维持剂量，设置呼吸机参数，保证患者在呼吸循环稳定的情况下进行手术。

手术室的温度相对较低，所以还需要麻醉医生监测体温并使用加温器等给患者保温。当手术进入平稳阶段，麻醉医生要填写麻醉记录单，记录重要手术步骤。

此外，为了减少患者的痛苦，麻醉医生通常会选择在患者睡着后进行一些操作，例如深静脉穿刺、神经阻滞。

手术结束时，进行复苏与镇痛

在手术快结束时，麻醉医生要给患者配置好自控镇痛泵，缓解术后疼痛。手术结束后，麻醉医生需要立即进行麻醉后复苏，保证患者及时、舒适、平稳地醒来。

 医生说

已经很难想象200年前没有麻醉是如何开展外科手术的。可以说每一台外科手术都是一个梦里发生的奇迹，有一群守梦的人，保护患者不在梦里迷失方向，确保患者在合适的时候醒来。他们是真实的造梦人，他们是尽责的守夜人，他们就是麻醉医生。

（戴璧然）

12. 面对高血压患者，麻醉医生会做什么

众所周知，高血压是常见的心血管疾病。随着工作节奏和饮食习惯的改变，这个曾经只与中老年人相关的毛病，已然有了年轻化的趋势！而对于即将进行手术的患者来说，尤其是全身麻醉，高血压的影响不可小觑。那么，高血压患者手术可以上麻醉吗？手术前血压又应该控制在什么水平呢？

患者术前应控制血压

高血压，是指在未使用降压药物的情况下，同日三次测量血压，收缩压（高压）≥140 mmHg和（或）舒张压（低压）≥90 mmHg。高血压以高低压的升高程度共分为3级（图3-2）。

高血压分级

等价分类	收缩压（高压）	舒张压（低压）
1级高血压（轻度）	140~159 mmHg	90~99 mmHg
2级高血压（中度）	160~179 mmHg	100~109 mmHg
3级高血压（重度）	超过180 mmHg	超过110 mmHg

★ 正常血压高值为<120/80 mmHg，其中121~140/81~90 mmHg为正常血压值，超过140/90 mmHg为高血压

★ 如果收缩压和舒张压位于不同的等级内，需要以比较高的等级为判断标准

图3-2 高血压分级

如若发现自己符合高血压标准，可咨询心内科医生并合理服药控制血压哦！

高血压病程越长，受累脏器越多，风险越大，病程短而进展迅速（恶性高血压），风险同样很大；其中，高血压3级的患者围术期发生心脑血管意外的风险将明显增加。

小 贴 士

非紧急手术，高血压患者择期手术降压目标

中青年血压控制<130/85 mmHg，老年<140/90 mmHg为宜；

合并糖尿病，应降至130/80 mmHg以下；

合并慢性肾脏疾病，控制血压<130/80 mmHg甚至125/75 mmHg以下。

轻-中度的高血压可以进行手术，不过建议控制不佳的重度高血压（≥180/110 mmHg）患者推迟手术，待血压予以控制后再行手术，以最大程度降低高血压患者的靶器官损害。

但是！若为危及生命的紧急手术，血压高低则不应成为手术和麻醉的障碍！

术前麻醉评估

麻醉医生会在术前详细了解患者的高血压程度、服药控制情况（包括用药种类和剂量等），必要时及时进行调整，着重询问患者高血压可能相关的合并症，评估围术期风险。

术中麻醉管理

针对进入手术室后血压偏高的患者，麻醉医生会在麻醉前予以少许镇静药，力求患者在麻醉时可以处于相对安静的状态，避免血压的大幅波动。

麻醉方式选择

麻醉医生根据手术范围、创伤大小、合并症、平时血压水平及控制情况等因素综合选择麻醉方式，包括全身麻醉、半身麻醉、神经阻滞等。

 医生说

　　虽然高血压患者的手术麻醉存在一定的风险，但是患者也不必过于担忧，只要在手术前配合医生使用降压药物等控制血压，同时保持情绪的稳定。手术时，高血压患者每时每刻都在麻醉医生全面、合理、精心的管理之下！

（怀晓蓉）

13. 面对高血糖患者，麻醉医生会做什么

麻醉过程中，患者处于类似睡眠状态，表面看似平静，但随着手术的进行和患者本身状态的变化，机体内环境会发生改变。血糖的异常波动会增加患者术中和术后的各种风险。

血糖和麻醉的关系

对于糖尿病患者，如果血糖控制不佳，对麻醉复苏和手术预后都会产生巨大影响。手术是一种伤害性刺激，在手术过程中会分泌多种会使血糖升高的物质。此外，术前的禁食禁饮和术中使用的药物（例如预防恶心呕吐的地塞米松、激素、抗抑郁药物等）也可能导致血糖升高。同时，术前未停用不合理的降糖药、长期的摄入不足、热量消耗过度或胰腺功能异常（如胰岛素瘤等）也可能导致血糖降低。大量证据表明，住院期间血糖波动对术后伤口愈合与感染有影响，甚至会增加患者的死亡率和心脑血管并发症的发生率，延长住院时间，影响远期预后。

糖尿病患者术前全面检查

首要步骤是进行全面检查，控制血糖，并在血糖得到良好控制后进行择期手术。糖尿病的真正危害在于长期全身系统的并发症，长期高血糖会损害血管，导致脑血管意外、外周神经病变，

引发手脚麻木等问题。40% ～ 50%的糖尿病患者最终可能发展为糖尿病肾病，需要透析治疗或肾移植来维持肾功能。此外，还会出现常见的糖尿病足、青光眼、白内障和糖尿病视网膜病变导致视力下降、外周动脉病变等。糖尿病的危害远远超出我们的想象。

如果使用胰岛素治疗，存在低血糖晕厥或因酮症昏迷而急诊抢救的经历，或者生化检查显示血糖波动过大，都会增加麻醉手术的风险。根据指南建议，糖化血红蛋白水平大于8.5%的患者建议考虑推迟择期手术。术前空腹血糖应在10 mmol/L以下，随机或餐后2小时血糖应在12 mmol/L以下才适合进行择期手术。必要时，还会引入内分泌科进行会诊，确保血糖得到良好控制后再进行手术。

麻醉医生保障患者安全

手术中间麻醉医生会通过动脉血气分析等仪器定期监测您的血糖，术中和术后血糖控制在7.8 ～ 10.0 mmol/L较为合适。手术完以后血糖控制在4.0 ～ 12.0 mmol/L范围即可送患者回病房。

如果术中血糖升高，会采用个性化的胰岛素治疗方案。一般将2.8 mmol/L作为低血糖的标准。低血糖的危害大于高血糖，并且全身麻醉期间低血糖症状可能被掩盖，因此麻醉医生更为警惕！

医生说

　　血糖无论高低都不可怕，严密监测＋及时处理才是关键。对于术中出现低血糖，麻醉医生会根据患者的具体情况选择输注葡萄糖的浓度和速率，并频繁检测血糖水平，同时纠正导致低血糖症的潜在原因。而对于高血糖的情况，医生会根据血糖波动的情况选择胰岛素的类型、剂量和给药途径，并同时采取措施避免应激反应以及其他药物的影响。

（黄萍　孙婧）

14. 面对高龄患者，麻醉医生会做什么

根据年龄大小，老年人可以分为三个阶段：60～70岁、70～80岁、80岁以上；其中80岁以上可称为高龄患者，而80岁也被认为是手术难度增加的一个分水岭。

随着人口老龄化的加速及外科技术的飞速发展，越来越多的高龄患者可以得到手术的机会。然而由于老年人机体机能下降，抗应激能力减退，对手术的承受能力差，导致其经历长时间手术面临着各种各样的风险。

高龄患者手术面临着三大难关

高龄患者的器官衰退，手术和麻醉耐受性差：高龄患者的身体要相对衰弱，诸多研究已经表明，衰弱是影响术后不良结局和死亡率的独立危险因素。

高龄患者通常合并许多基础疾病，如心脏病、高血压、糖尿病、脑血管病、肾功能不全等。基础疾病多，可以使得手术和术后并发症及死亡的风险增加。例如：合并有高血压的高龄患者，如果血压过高或者控制不稳定，可能会增加术中出血的风险和术中止血的难度。另外，手术可能会导致患者的精神压力过大，血压进一步升高，从而诱发脑出血等其他疾病。

术后恢复慢，容易发生脑血管意外：手术的应激反应和术后的疼痛和创伤，使脑出血、脑梗死的发生风险增加。此外，老年

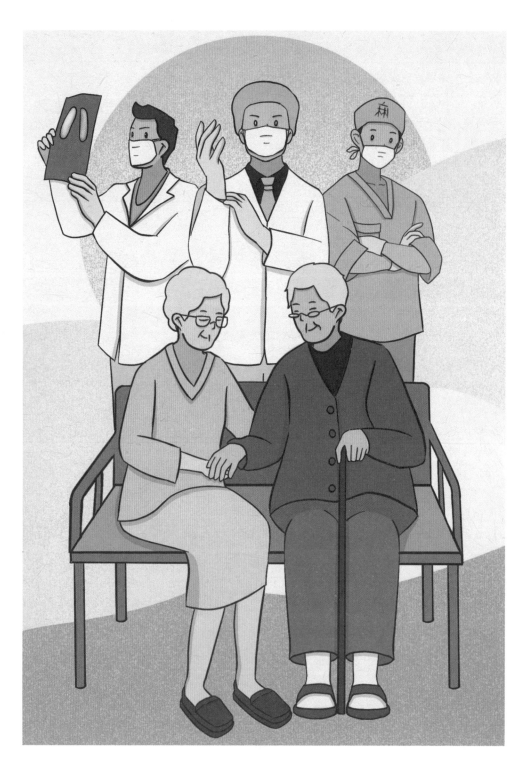

人术后易发生感染，导致肺炎的发生，甚至有些人还会出现静脉血栓等问题。

高龄患者做好充分准备也能做手术

随着科学技术的不断进步，医生水平、治疗器械、技术及综合配套的飞速发展，高龄患者得到的手术机会也开始增多了起来。另外，具备强大实力的高等级综合医院往往有着多学科团队合作的优势，多科室之间的相互配合及团队合作，综合术前评估和围术期管理，对患者的基本情况全面而系统的了解，使得许多高龄患者的病情都可以得到非常好的控制，做好充分的术前准备，尽可能地降低手术风险，减少术后并发症的发生，可以大大提高手术的相对安全性。

 医生说

及时去正规医院就诊，完善术前评估及营养状况调整，控制基础慢性疾病，配合医生做好充分的准备，积极治疗，不仅是高龄患者，更是每一位患者尽早恢复健康生活的良策。

（刘曼嘉）

51

15. 精准麻醉有多"准"

能让患者迅速入睡，还能在外科医生缝完最后一针时让患者即刻苏醒，就像在做美梦一样毫无感觉。如此精准神奇，麻醉医生是如何做到呢？

现代药物让麻醉得以精准

想象不到在早期，医生采取原始粗鲁的方法，比如放血昏迷疗法和乙醚捂鼻，来让患者陷入昏迷并接受手术。而现代医学的一大利器是层出不穷的各种先进麻醉药物，它们主要被分为三类：镇静、镇痛和肌肉松弛，每一类又有数种药物。

麻醉医生在术前对患者的身体状况了如指掌，并制定了麻醉方案。通过静脉注射药物，患者在30秒至1分钟内就能进入睡眠状态，这个过程被称为麻醉诱导。手术中，麻醉医生通过静脉输注以及气道吸入药物的方式来维持患者的麻醉深度，避免术中知晓。

麻醉医生的苏醒三法

（1）自然苏醒法

现代常用的麻醉药物代谢较快，麻醉医生需要精通每种药物的代谢动力学，并了解每位外科医生的操作速度。他们时刻关注

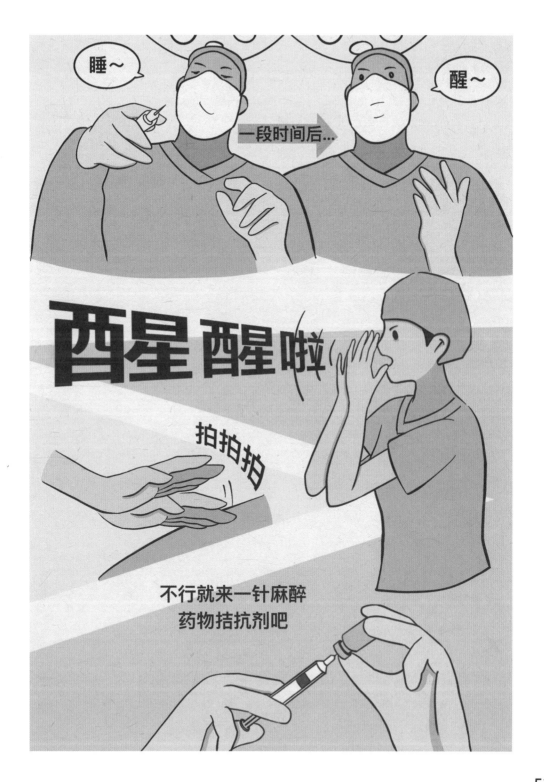

手术情况和患者的身体反应，逐渐停止麻药的输注，这样大多数患者就能自然苏醒。

（2）深情呼唤法

这种方法适用于正在做美梦的患者。当患者陷入美梦，迟迟不愿醒来时，麻醉医生会在耳边呼唤患者的名字，轻拍肩膀，声音逐渐加大，直到患者醒来。这是目前临床上最常用的方法。

（3）大力拍打法

这种方法往往伴随着麻醉医生的呼喊，是一种物理促醒方法。虽然实用，但不推荐使用，因为首先这样做会破坏麻醉医生的优雅气质，其次也是体力活。但是对于一些年龄较大、手术时间较长、合并肝肾疾病的患者，苏醒可能会延迟，这时麻醉医生还会使用一些麻醉药物的拮抗剂来帮助患者快速苏醒。

 医生说

　　麻醉医生在手术中，简直是展现了守护神和魔术师的双重身份，让患者在手术前迅速进入状态，手术中平稳度过，手术结束后及时苏醒，安返病房。

（刘迎香）

第四章

手术后，麻醉能帮助康复吗

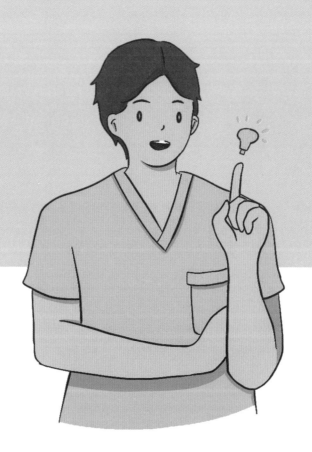

16. 手术后胡言乱语，怎么办

　　小刘陪爷爷去医院做个小手术，只要局部打点麻药就能做，老爷子平时身体不错，心理素质也好，谈笑间就进了手术室。手术很顺利，回到病房第 1 天都还好，第 2 天就总是睡，第 3 天一阵阵地说胡话，脾气还变得特别大。这是什么情况呢？小刘向医生朋友请教，才发觉老年人手术后出现思维混乱的情况还真不少，有个学名，叫"术后谵妄"。

小 贴 士

术后谵妄的表现

　　谵妄（delirium）是一个源自拉丁语的术语，与农业活动中的耕作有关，字面意思是"离开犁过的轨道"，比喻大脑脱离正常运作，变得疯狂。顾名思义，谵妄是一种急性发作的意识混乱，而术后谵妄是指患者在经历外科手术后出现的意识混乱。

　　• 注意力不集中：关注点容易被分散，无法跟上正在谈论的话题，语无伦次，语速忽快忽慢。

　　• 思维混乱、不连贯：如谈话缺乏主题，或东拉西扯，不知所云。

- 意识水平变化：过度警觉（如惊弓之鸟，对环境刺激过度敏感、易惊吓）或嗜睡不易叫醒。

- 情绪或性格改变：情绪转变快，或烦躁哭泣，或沉默不语；性情脾气变得古怪。

- 其他表现：如仿佛自己穿越了（时间、空间定向障碍）的感觉，满脑子"总有刁民想害朕"的想法（被害妄想）和白天死气沉沉、晚上生龙活虎（昼夜颠倒）的生活方式，这些并不少见。

谵妄绝大部分出院前就能恢复

　　遇到亲人发生了术后谵妄，最担心的莫过于患者家属，他们急切地想知道是什么导致了这一切的发生。也有情绪比较激动的家属，将此归咎于医疗过失。实际上，目前对于谵妄发生机制的研究存在争议。患者年龄、患者术前状态、麻醉药物、手术类型、术后情况等多种因素的综合作用可导致其发生，这是医疗界的共识。麻醉医生会在术前对患者谵妄的可能性进行评估，并采取很多预防措施，尽管如此其发生仍有一定未知性。术前患者家属所要做的是：如实并详尽地提供患者病史、回答医生询问；若之前发生过谵妄，应和医生强调，引起重视；预计术后谵妄可能性特别高的情况，麻醉医生会告知，也希望家属能够有思想准备。

　　谵妄主要发生在术后的2～3天。常持续1～3天，也有持续

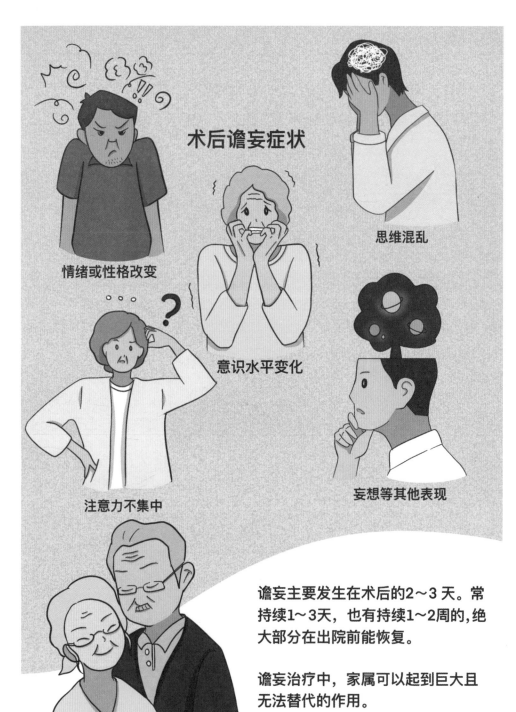

术后谵妄症状

情绪或性格改变

思维混乱

意识水平变化

注意力不集中

妄想等其他表现

谵妄主要发生在术后的2~3 天。常持续1~3天，也有持续1~2周的，绝大部分在出院前能恢复。

谵妄治疗中，家属可以起到巨大且无法替代的作用。

1 ～ 2周的，绝大部分在出院前能恢复。也有极少数患者持续谵妄，变成慢性过程。

出现谵妄，医生会这样处理

• 去除常见的诱发因素，如低氧、疼痛、脱水、导尿管引流管刺激等。

• 开具一些化验和脑部摄片检查，目的是排除感染、脑部器质性疾病等少见因素。停用一些可能引发谵妄的药物，开具一些能缓解或治疗谵妄的药物。

• 合理约束，避免自伤和他伤。

谵妄治疗中，家属可以起到巨大且无法替代的作用

• 有效交流，包括与患者一起旧事重提，睹物思情并展望未来，目的是为了强化患者的自我认识。

• 协助认知功能锻炼：如进行简单的思维训练、玩益智类游戏等。

• 进行情绪的宣泄和疏导：交流中避免争辩或说服，应轻声细语并配以肢体上的安抚，时时表达认同感。

• 帮助建立昼夜节律，保证睡眠质量：夜间应保持安静，光线温和，减少刺激；而白天应鼓励下床活动，保持自然光线，增加视听输入。

• 在医生指导下，保证患者营养和水分的摄入。

医生说

　　"脑子突然坏掉了"是家属对谵妄患者最常见的评价。亲人的陪伴是对患者最有效的治疗，也是最实际的爱。谵妄患者在至亲陪护下能尽早恢复健康。医生的任何处理都是在帮助患者平稳安全地度过谵妄时期，患者家人应保持足够耐心。

（王苑　罗琨）

17. "镇痛棒"是什么

作为一个麻醉医生，患者提的最多的要求之一应该就是"医生，手术后我要用个镇痛棒！"那么，"镇痛棒"究竟是什么呢？简单来说，"镇痛棒"就是"镇痛很棒"的药物输注泵（图4-1）。

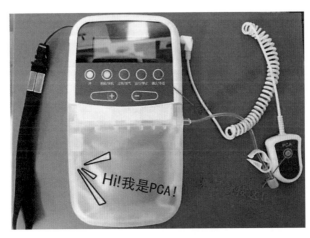

图4-1 "镇痛棒"

麻醉医生术后设置"镇痛棒"

就像麻醉医生在患者手术中默默守护着患者的生命，"镇痛棒"在术后默默地为患者的"无痛体验"保驾护航，而因此被誉为术后的"疼痛卫士"。根据麻醉医生预先设置好的指令，它从上岗的那一刻开始，每隔一定的时间向患者的体内输注一定量的止痛药，以帮助减轻手术创伤带来的疼痛感。

它见证了患者术后第一次睁眼、第一次说话，甚至与妈妈一起听到了小天使来到这个世界上的第一声啼哭，即使是患者睡眠休息时，它仍在孜孜不倦地工作着。只要患者有需要，它就在术后的48小时一刻不停歇地工作着，有时候工作时间可以延长到72小时。

它的工作场所很多样，有的像挂吊瓶一样把止痛药打进静脉里，有的被麻醉医生安插在患者的脊髓里，这个接受过分娩镇痛的妈妈们应该很熟悉了，还有的则寄居在外周神经周围，当患者的手术部位局限在单个上肢或者下肢时发挥作用。

患者也可以手动控制"镇痛棒"

如果你以为它只听命于麻醉医生，那就错啦。由于每个个体对疼痛的感知程度不同，预设的药物剂量并不能满足所有患者的需求。当患者感到疼痛时，同样可以通过手控装置对它下达额外的工作指令。此时，它将再次输注止痛药物，为患者术后第一次下床、第一次用受伤的手拥抱家人摇旗呐喊。"加油！你真的很棒！"可是，有的时候它似乎并不是那么听从使唤，短时间内叫它加个班它就会不依不饶地罢工。这时候，千万不要误解它在偷懒。它所承载的止痛药在短时间内大量输注的情况下，可能会引起恶心、呕吐等不适感，甚至是呼吸抑制等威胁患者生命的并发症。因此，机智的麻醉医生出于患者的舒适感和生命安全考虑，允许它在一定的时间段内拒绝重复的工作需求，等过了这个预先设置好的"安全时间"，它就又默默地工作起来了。

不是所有术后都需要"镇痛棒"

一些经人体天然管腔完成的手术，如经输尿管镜碎石术、胃镜检查、内镜下声带息肉摘除术等，以及一些手术创伤比较小的手术，如甲状腺手术、腹腔镜胆囊切除术、骨折内固定取出术等，这些手术术后疼痛程度较轻，止痛工作可以通过单次注射止痛药完成，有些患者甚至感觉不到疼痛，如果此时使用了"镇痛棒"，未免有些"杀鸡用牛刀"之嫌，更不巧发生了不良反应的话，就更得不偿失了。

世界上任何一个个体都有其两面性，"镇痛棒"也有"不棒"的时候。如部分脑外科手术，手术医生非常关注患者的术后恢复情况，其中重要的观察指标就是患者瞳孔和呼吸，而"镇痛棒"药物本身也会引起患者瞳孔、呼吸改变，此时如果误导了医生做出错误的判断，将导致严重的后果。因此这些手术术后麻醉医生会建议尽量不使用"镇痛棒"，而选择其他的止痛方式。

 医生说

疼痛本质上是一种主观感受，伤口、内脏的组织修复需要时间，疼痛还会导致心理上的变化。因此"镇痛棒"并不能保证百分百无痛，也无法完全做到立竿见影的效果。但手术后密切随访，积极听取患者诉求，调整"镇痛棒"参数或应用其他镇痛方案，都是向着舒适化医疗的目标不断前进。

只要麻醉医生和患者积极沟通，合理使用，"镇痛棒"它真的很"棒"！

（周姝婧）

18. 麻醉医生为什么要关心牙齿

有人开玩笑说，麻醉医生三句话离不开牙齿。无论特别是在术前一天的患者访视，还是在手术麻醉前最后的信息确认的时候，总能听到这样的三连问："您的牙齿还好吧？您有假牙吗？有松动的牙齿吗？"

有些患者不禁心里泛起了嘀咕：都要手术了，心里好紧张的，麻醉医生怎么一直问我的牙齿咋样，又不是做牙齿手术？

气管插管可能导致牙齿掉落

牙齿相关信息确认是为了手术麻醉的安全。常规进行手术麻醉之前，患者是需要拿掉可拆卸的假牙（局部义齿或全口义齿）。特别是要进行全身麻醉的患者，这是因为全身麻醉的患者在静脉麻醉药物作用下，意识和痛觉消失，同时也失去了自主呼吸，因此必须使用呼吸机进行辅助呼吸。

此时，麻醉医生需要进行一项关键操作：气管插管（图4-2）。

简单理解就是需要从口腔（或鼻腔）插入

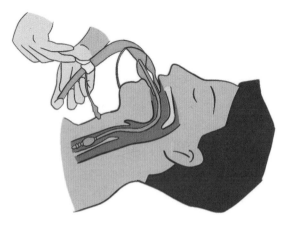

图4-2　气管插管

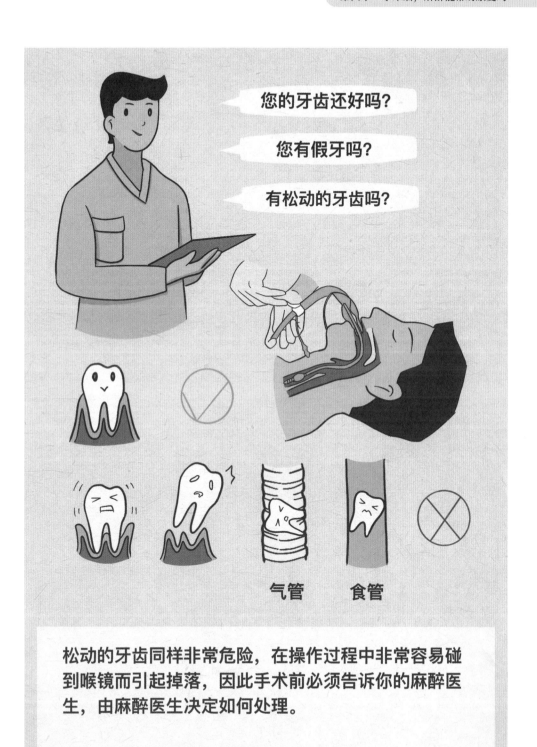

松动的牙齿同样非常危险，在操作过程中非常容易碰到喉镜而引起掉落，因此手术前必须告诉你的麻醉医生，由麻醉医生决定如何处理。

一根气管导管来保障患者术中通气，需使用硬质的喉镜，打开口腔，并用"上提"喉镜力量来达到显露声门的目的。操作过程中，万一有活动的假牙就有可能存在脱落的风险，个别活动的假牙掉到气管里或者食管里就相当危险了。

假牙掉进气管或食管危害大

假牙如果掉进了气管里，固定牙齿的钢丝或者牙齿本身的锐面很有可能刺穿气管进入胸腔纵隔、食管、大血管，甚至会导致纵隔脓肿、气管食管瘘、大出血等致命的后果。

假牙如果掉进食管里，可能会引起食管穿孔，急性腹膜炎，出血等严重后果。

医生说

松动的牙齿同样非常危险，在操作过程中非常容易碰到喉镜而引起掉落，因此手术前必须告诉你的麻醉医生，由麻醉医生决定如何处理。临床工作中，麻醉医生评估下来，觉得患者的牙齿松动存在脱落风险，会建议患者先去口腔科把这颗牙拔掉；或者麻醉时将松动的牙齿用线固定，贴在嘴边，以防牙齿脱落。

（曹文清）

19. 手术前后，饮食有什么禁忌

手术前一天，通常会有一位麻醉医生进行术前访视。最后，麻醉医生会交代几点之后不要再进食，几点之后请不要再喝水。大多数患者在医生的解释下都能理解。然而，出了手术室后，麻醉医生还会交代一次，回到病房后的多少个小时内不能进食或喝水。这时候，患者普遍会有疑惑："手术都已经完成了，为什么医生还不让我吃饭呢？"

小 贴 士

术后禁食的主要原因

原因1：麻醉药物尚未完全代谢，可能会导致恶心和呕吐等不良反应。在全身麻醉手术后，患者的神志可能还不清醒，意识也未完全恢复。此时进食可能导致食物反流和误吸的风险，进而引发肺部损伤，严重时甚至可能导致窒息。

原因二：在腹腔或胃肠道手术后，由于胃肠道蠕动减弱，食物无

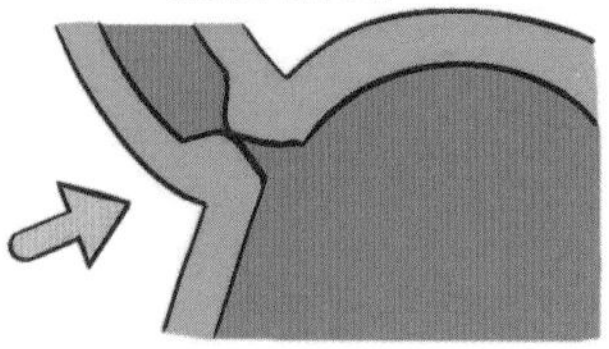

正常情况

食管下括约肌关闭

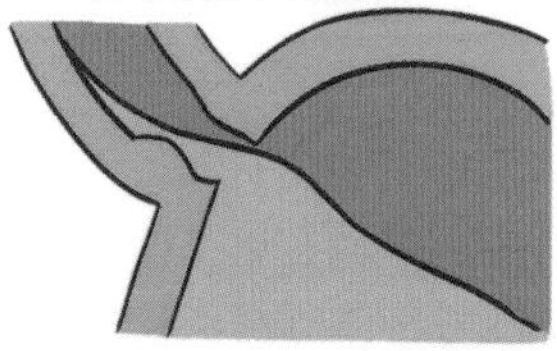

胃食管反流病

食管下括约肌松弛开启

图4-3 食物反流

法及时消化。如果过早进食食物，食物可能会在肠道中积聚，导致肠麻痹、肠道梗阻等问题，并增加伤口裂开、吻合口漏的风险。

注意事项

传统术后禁食规定是要等到第一次排气出现后才能开始饮食。尽管这一措施出发点是为了保障患者的安全，很少有证据表明在非胃肠道手术后会发生以上的不良事件。过长的术后禁食时间不仅增加患者的不适感，也延缓了患者术后营养摄入，增加了营养不良的风险。

术后应该怎么吃

近期临床研究显示，术后早期进食（术后24小时之内）是安全的，对于非危重症的术后患者也是有益的。早期进食可以加速伤口愈合，促进肠道功能恢复，减少感染并增强患者免疫力，同时也提高了患者的满意度，促进尽早下床活动。最终，这缩短了患者的住院时间，减少了医疗总费用。

一般来说，术后进食推荐从流质开始。一些低风险的人群（如胆囊切除、腹股沟疝修补，甚至低位的胃肠道手术患者）可以在术后4小时尝试进食，如无异常，术后24小时内可以过渡到固体食物。具体的饮食时间还要根据手术部位和手术复杂程度来决定，同时还要考虑患者个体因素，例如存在恶心呕吐风险、女性

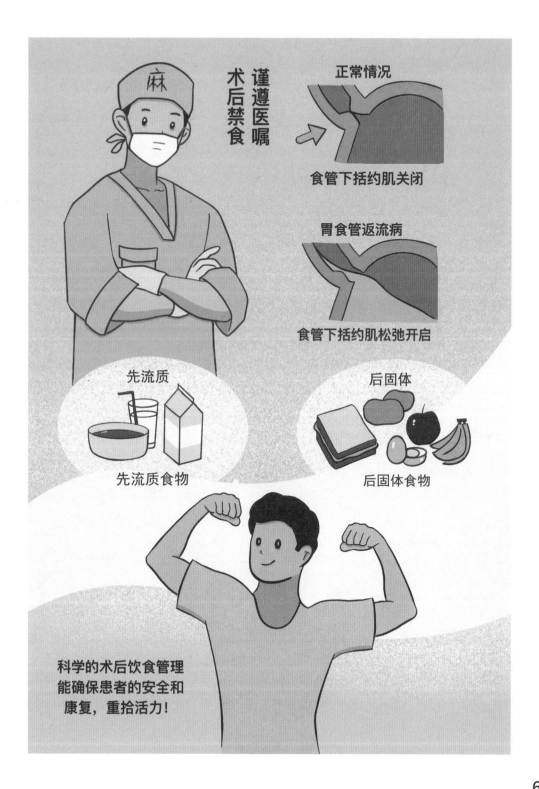

正常情况

食管下括约肌关闭

胃食管返流病

食管下括约肌松弛开启

谨遵医嘱
术后禁食

先流质

先流质食物

后固体

后固体食物

科学的术后饮食管理
能确保患者的安全和
康复，重拾活力！

69

或胃纳较差的老年人一般会推迟术后饮食的时间。

 医生说

　　患者在返回病房时错过用餐时间，以及医院提供的伙食不符合口味，可能导致术后饮食时间的延长。根据国外数据显示，术后患者最喜欢的食物包括吐司、新鲜水果、土豆、鸡蛋、薄脆饼干、布丁和三明治等。科学的术后饮食管理能确保患者的安全和康复，重拾活力！

（袁欣雨　於章杰）

第五章

ICU，为何如此神秘

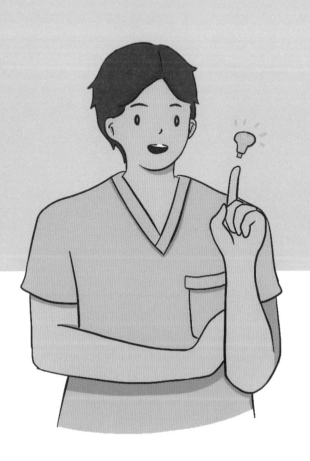

20. 家人住进ICU，我该做些什么

当你把重病的家人送进监护病房，看着那道门缓缓关闭也许你会感到无助、忐忑，甚至焦虑。你或许会想，病房的那一边会发生什么呢？作为家属，应该怎么应对这个情况呢？

稳定情绪，提供信息

家人住进ICU，往往意味着可能出现或已经出现了危及生命的征兆，而有时重症疾病会迅速恶化，明明一早还谈笑自如的人，也许下午已经陷入了昏迷。

面对亲人如此剧烈的变化，我们可能会感到无所适从，思绪纷乱。这时最重要的就是尽快稳定情绪，回顾家人发病过程中的主要特征信息，并给予ICU医生基本的信任。

ICU，也与"I See You"谐音，代表我们对患者的密切关注和悉心照顾。经过初步的抢救和评估，医生会需要向家属了解患者的发病特点、既往病史等重要信息，而这些信息将有助于医生及早地对病情作出基本判断。

整理物品，通知亲属

经过初步沟通及病情判断后，被送进ICU的患者将接受必要的检查及治疗。这段时间，陪同的家属可以根据护士或护工提供的信息，整理与患者治疗和生活有关的物品、药品或治疗器械等。

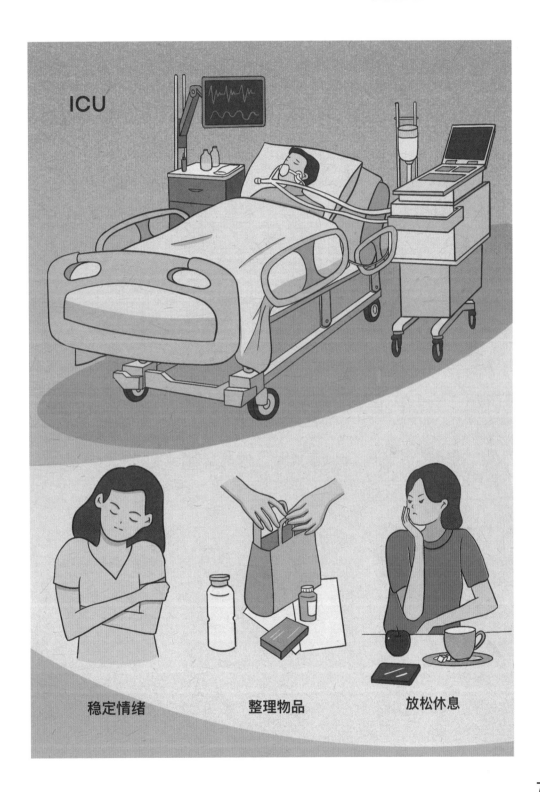

ICU

稳定情绪   整理物品   放松休息

而同时，将患者出现的可能危及生命的病情转变，通知到其他的必要亲属，共同商议对于医师提供的治疗方案的选择。在临终抢救等特殊情况下，需通知直系亲属到场，避免遗憾。

照顾好自己是对患者最大的支持

请记住：照顾自己也是非常重要的！在为家人四处奔波的同时，不要忽视了自己的身心健康。保持良好的饮食、适度的运动和充足的休息是必不可少的。

同时，与亲朋好友分享你的感受和困惑，寻求他们的支持和理解。只有在保持自己的良好状态下，你才能更好地照顾家人。

确保电话畅通，建立医患沟通

对于患者的直系亲属联系人，确保自己所留给医师及护士的联系电话始终保持畅通非常重要。这样，当病情发生变化时，您可以及时收到通知并参与医疗决策。如有对于病情了解需求或疑问、对于治疗需求的诉求、经济顾虑等，可以在探视时间或电话中及时向主管医师传达。保持医患沟通、清晰地表达诉求有利于ICU制定个性化的治疗方案，避免双方因信息不同步而导致误解。在当前医疗环境逐渐改善的背景下，当家人住进ICU时，重要的是搭建医护、患者和家属之间和谐关系的桥梁，战胜共同的敌人。

（杨润　王洁敏）

21. ICU里的"救命神器"知多少

ICU是Intensive Care Units的缩写，意味着对患者的密切监护。而我们更爱解释为"I see you"，因为在这里医护人员24小时都在紧紧盯着患者。

被送进ICU的患者，意味着医生对他病情的判断是"即将或者已经出现可能危及生命的征兆"。由于一些人体重要的器官不能正常工作，ICU的医生常常需要借助各种有特殊功能的"法宝"机器来和病魔作斗争。

"大气球"——呼吸机

呼吸机可能是大家知晓程度最高的一种特殊仪器，常常出现在一些影视剧中，在新冠肺炎阻击战中，呼吸机妥妥地占据了"C位"。

它就像一个定时充气和放气的大气球，预充着高浓度氧气和空气混合的气体，通过和人体上呼吸道连接而直接帮助患者呼吸，减轻清醒患者呼吸时的费力感；对于一些昏迷、意识丧失或者全身麻醉手术的患者，他们脑部发出呼吸指令的"司令部"处于罢工状态，这时需要借助呼吸机定时送气的功能来维持患者正常的呼吸节律。

呼吸机和患者的连接有两种常见方法：通过口腔或者直接切开气管，将管道插入气道，医生称为"有创呼吸机"，而"无创呼吸机"则是用一个小面罩扣住口鼻，这需要医生根据患者具体病情来决定选用何种方式。

"人工心肺"——ECMO

呼吸机的使用原理是用机器来辅助呼吸，不过前提是患者自身的肺还具有一定功能：排出人体代谢的"废气"——二氧化碳，并从血液中吸收人体需要的"燃油"——氧气。但当肺部疾病很严重时，可能连这样基本的功能都无法完成，这时就需要借助本领更大的ECMO出场，就像是我们给肺加了一个"物理外挂"。

ECMO把患者的血液从体内引出，通过"人工肺"特有的交换膜，将血液中的二氧化碳排出，并把氧气加入其中，最后把这些新鲜的血液输回人体。因为这样输送血液的速度很快，在特定的方式下，它还能起到心脏的"血泵"功能，同时辅助心、肺两个器官，可谓是ICU神器中的"王者"。

"人工肾"——CRRT

"人工肾"其实就是大家熟知的"血透"，由于ICU患者的特殊性，CRRT相较于普通尿毒症患者血透的"速战速决"有所不同，是更为"细水长流"的方式，每次治疗时间最长可达几十个小时。和"人工肺"的工作原理类似，CRRT是将人体血液引出后通过特殊的材质，排去不需要的"废水"和"毒素"，起到替代肾脏排泄的功能。

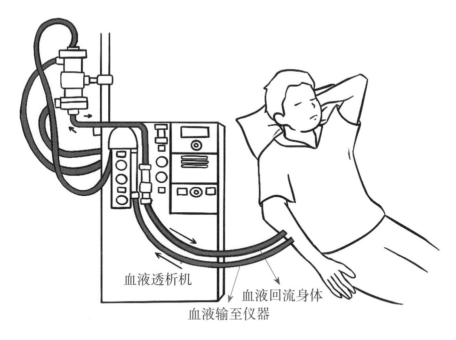

血液透析机

血液回流身体

血液输至仪器

图5-1　"人工肾"

"人工肝" ——血浆置换

与"人工肺""人工肾"类似，"人工肝"所能做的，也是通过多种特殊材料，清除人体不需要的物质：比如严重黄疸患者的血浆，并给他补充健康的血浆。由于肝脏是人体最大的"化工厂"，参与各种物质的代谢，根据清除成分不同，就产生了各种不同的治疗方法。

但肝脏对于人体的功能不仅只是代谢，用于临床治疗的"人工肝"目前还不能替代人体肝脏的全部作用。肝脏可以合成、分泌的各种有益成分，目前无法完全通过药物及医疗设备来弥补。这也就是为什么肝衰竭的患者病情更复杂、救治难度更大的原因。

医生说

　　麻醉医护人员可以根据患者身上留置导管的数量，以及围绕患者的仪器数量来判断病情的危重程度。如果不幸使用的仪器设备有点多，也请不要灰心，至少可以借助这么多"神器"来抢救生命。

　　不过，这么多"神器"也只是起到了暂时替代人体器官的作用，为患者争取恢复的时间，最关键还是需要患者自身机能的康复，才能撤除这些"神器"的支持，最终渡过所有难关。秉持着健康所系、性命相托的初心，在这些"神器"的加持下，重症医学科的医护工作人员都在努力为挽救生命作斗争，请放心入住ICU。

（杨润　王洁敏）

22. 叶克膜（ECMO）是一种什么膜

ECMO中文名是体外模式氧合，通俗一点来说就是"人工肺"：Extracorporeal Membrane Oxygenation（ECMO），在抗疫治疗中曾被多次提及，是体外生命支持技术的一种！

ECMO功能看似神奇，其实原理也就是模仿人类心脏和肺的功能，分别起到人工心和人工肺的作用，即血泵机（心脏功能）+氧和膜（肺功能）（图5-2）。

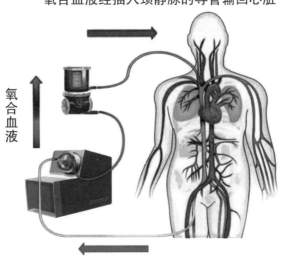

氧合血液经插入颈静脉的导管输回心脏

氧合血液

插入股静脉的导管将病人血液引出体外

图5-2 "人工肺"

人体肺功能的发挥依赖于不计其数的肺泡，内含气体以及肺泡毛细血管，我们每一次的呼吸，它们相互的协调作用带走人体所不需要的二氧化碳，加入新鲜的氧气，而这种相互作用的核心就是肺泡的呼吸膜！

ECMO的"膜"也就是一种人工的呼吸膜，发挥和人体肺泡相同的作用。当各种疾病下肺本身功能不足时，它可以作为一种体外功能的弥补，相当于给我们的肺加了一个"外挂"。

也正是如此，在危重病救治中，这种技术的推广为大量危重患者争取了治疗的时间窗，守住了生命的最后一道防线。不仅如此，由于它本身的血泵功能还对心脏具有辅助功能，在心脏手术围术期、心肺复苏抢救等情况下使用。

不过ECMO也不是万能，这种强大的技术只是暂时对于心肺功能的一种补偿，在争取的治疗时间窗内，给身体疾病恢复愈合的机会。比如病毒性肺炎、溺水后心肺复苏，这些疾病通常是可逆的，但治疗往往需要一定时间，在ECMO替代了心肺本身功能一段时间后，患者的疾病好转，也就进入了撤离ECMO的恢复过程。而有些患者由于既往心肺病史或者疾病本身已经造成心肺不可逆的结构性破坏，那么哪怕有ECMO技术也是回天乏术了。

当然ECMO的正常运行离不开大量的医疗以及护理精力！因为，ECMO在救治生命的同时也会有一定的风险和并发症！而为了密切的治疗调整和管理，以及监测和预防各类并发症，患者需要在ICU内治疗较长的时间。

各项维持治疗的药品、血制品、耗材也会增加治疗费用的负担。因此在斟酌这一技术的使用时，ICU医生往往需要综合患者家属的意见并权衡各方面因素。

如果责任医生向作为患者家属的您提出这一治疗方案，那么好消息是至少疾病还有恢复的可能，也意味着整个医疗团队需要付出120分的努力，最后决定博一把的机会！但同时，也希望您能对ECMO的治疗风险和并发症作好思想准备。

无论如何医患双方的目标是一致的，患者的康复需要我们共同合作。

（王洁敏）

第六章

麻醉工具知多少

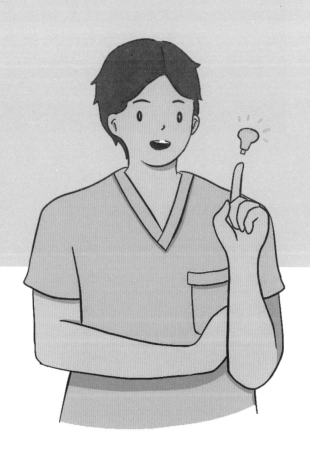

23. 麻醉监护仪如何护佑生命

手术中的麻醉监护仪不仅监测血压，还包括心电图、氧饱和度和呼气末二氧化碳等重要生命体征，以确保患者安全。这些监测数据帮助麻醉医生随时调整治疗方案，保障手术顺利进行。

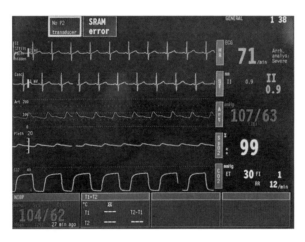

图6-1　监护仪显示屏

术中监测的重要性及常规监测指标

在麻醉过程中，监测是至关重要的。因为麻醉和手术可能导致患者的生命体征迅速变化，所以麻醉医生必须时刻监测患者的生理指标和麻醉设备。麻醉监护仪就像是麻醉医生的第二双眼睛，它能够实时展示患者的生命体征，帮助麻醉医生动态监控患者在手术中的变化，确保患者的生命安全。

常规的麻醉监护仪监测指标有：呼吸、心搏、脉氧饱和度、血压和体温等。

脉氧饱和度监测

血氧饱和度是血液中氧气与血红蛋白结合的程度的一个指标，它表示血液中氧气的含量。正常情况下，人体的血氧饱和度应该在97%以上。

手术期间监测血氧饱和度非常重要。它可以帮助医生及时发现患者是否缺氧，以及是否存在麻醉机参数设置错误或气管导管位置异常等问题。及时发现并处理这些问题，可以确保患者在手术过程中不会危及生命，保障手术顺利进行。

在麻醉过程中，需要持续监测患者的通气情况，确保氧气充足。通常会通过以下四种方法来评估患者的通气情况。

（1）二氧化碳浓度监测

在麻醉过程中，持续监测患者的通气情况非常重要。我们通常通过观察患者的胸廓运动、听呼吸音（使用听诊器）、观察麻醉机呼吸囊的运动等临床体征来评估通气情况。

在监测二氧化碳含量方面，我们通常使用呼气末二氧化碳浓度监测技术（称为波形图或CO_2波形图）。这个"城墙状"的曲线展示了患者呼出的气体中二氧化碳的含量。正常情况下，呼气末二氧化碳浓度应为35～45。通过观察这个波形图，我们可以判断患者的通气是否合适，避免通气过度或不足等问题的发生。有时也可以间接判断患者心脏泵血功能、肺血管是否通畅等问题。

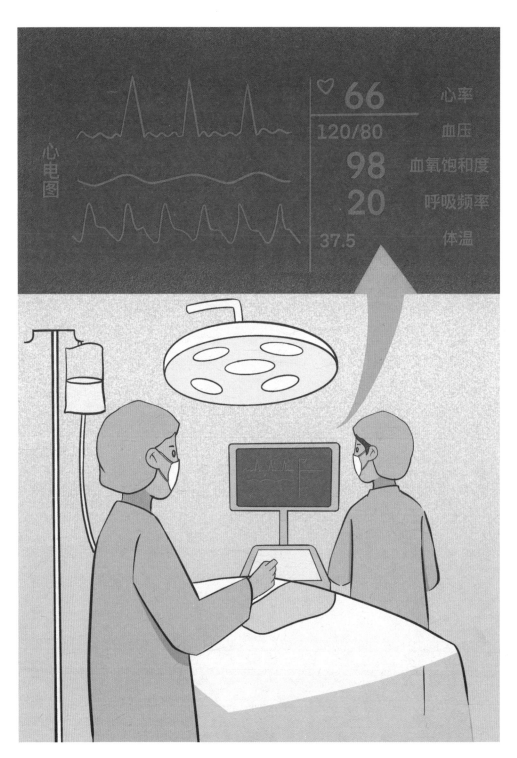

（2）心电图监测

心电图是一种简单又快速的检查方法，用来评估心脏状况。在胸部、手臂和腿部的特定位置，我们会放置一些小型塑料贴片电极，并通过导线连接到心电图机器上，开始测量。

人体心脏会发出一种叫电冲动的信号，这些信号协调着心脏不同部位的收缩，保持血液流动正常。心电图记录这些信号，显示心跳的速度、节奏（是规律还是不规律）以及电信号通过心脏各部位的时间。

在手术期间，如果心动过速、过慢或者节奏异常，可能预示着问题的存在。根据心电图结果，麻醉医生会采取必要的药物或仪器干预。异常的心电图也可能提示患者存在心肌缺血、心脏传导异常或者体内环境失衡。对于一些携带起搏器的患者来说，心电图也能帮助评估起搏器的状态。

（3）血压监测

在手术中，麻醉医生会持续监测患者的血压，这是非常重要的生命体征之一。血压可以部分反映患者全身血液的灌注情况。血管性疾病、手术创伤、失血以及麻醉药物都会影响血压水平。通过监测血压，麻醉医生可以及时发现并处理这些变化。

通常使用无创血压监测技术。这种方法通过在患者的上臂上放置一个充气的袖带来测量血压。然后，通过监测袖带内气压的变化来确定收缩压和舒张压。我们一般每隔5分钟左右测量一次血压。

在某些情况下，我们也会选择侵入性方法来连续监测血压变化。特别是在进行大型手术可能导致血压突然变化或是危重患者身上，这种方法尤为有用。

血压监测可以帮助麻醉医生及时调整麻醉药物和心血管药物的剂量，确保患者的血压保持稳定。选择无创还是有创的血压监测方法，取决于患者的具体情况和手术类型。

（4）体温监测

在手术中，监测体温非常重要。术中低体温可能引发多种不良后果，如心脏问题、凝血功能下降、麻醉恢复时间延长等。因此，术中体温监测是必不可少的。

特别是在长时间手术、大型手术或出血较多的情况下，医生会格外关注体温变化。我们通过在患者入睡后放置在食管、鼻咽、膀胱等位置的温度探头来监测体温。

根据监测结果，医生会采取各种措施来确保患者的体温保持稳定。例如，使用电热毯、输液加温装置、腹腔冲洗液加温等方法来保持患者的体温稳定。这些措施有助于减少术中低体温对患者的不良影响，确保手术顺利进行。

 医生说

在整个手术中，麻醉医生最关注的仍然是患者的生命安全。无论是血氧、呼吸、心电、血压，还是体温监测，这些生命体征都会被持续关注，确保手术在安全范围内进行。这些监测项目看似繁杂，但都是为了让患者安全度过手术，这是医生的责任和使命。

（汪晓强　於章杰）

24. 对人最重要的氧气，手术中如何给予

氧气在大气中占了约21%的比例，对维持生命非常重要。在手术过程中，氧气也扮演着至关重要的角色。

氧气对患者的重要作用

首先，对于一些患有心脑血管和肺部疾病（比如冠心病、肺气肿、脑卒中等）的患者来说，氧气治疗能够提高氧气的输送效率，满足缺氧器官的需求。这样的患者在手术中并不少见，给予不同浓度的氧气吸入对于平稳度过手术期、预防术后并发症非常重要。

全身麻醉期间的氧疗

在全身麻醉诱导阶段，患者会被戴上一个面罩，里面充满纯氧，要求患者进行深吸气。这个过程叫"给氧去氮"，它的目的是在患者意识消失之后、呼吸暂停期间，为麻醉医生进行气管插管操作提供充足的时间。

手术过程中，调节氧气吸入的浓度也是麻醉医生的一项重要技巧。在出现术中失血、低血压等情况下，提高氧浓度可以改善患者组织缺氧的症状。

有些特殊手术需求，比如胸科手术时需要萎陷一侧肺部，某些腹腔镜、机器人手术需要一定腹腔压力或头低足高体位，这些

情况会影响正常呼吸功能，提高吸氧浓度可以很好地改善这种病理状况。

氧浓度要合适

氧气浓度也不是越高越好。长时间高浓度吸入氧会增加肺不张的发生率和严重程度，对于一些早产儿，吸入氧含量过高甚至可能有失明的风险。

在进行气道手术时，麻醉医生会降低吸氧浓度，因为在高氧环境下使用电刀、激光等设备会导致燃烧甚至爆炸，可能造成患者烧伤。

手术后的氧疗

手术结束后，患者会被转移到麻醉恢复室。在恢复期间，患者可能因为药物残留、术后疼痛或手术创伤等原因出现低氧血症，氧疗就成为预防、改善和纠正低氧血症的重要手段。

氧流量与高流量吸氧

除了氧浓度，氧流量的调节也很重要。使用普通鼻导管吸氧时，氧气流量不宜超过5升/分，否则会刺激患者的鼻黏膜，让患者感到不舒服。而采用高流量吸氧装置，通过鼻塞导管将不同浓度氧气以每分钟40～60升的流量输送给患者。这种技术不仅提高了患者对缺氧的耐受度，延长了麻醉医生插管操作的时间，还在许多气道手术和检查中给外科医生提供手术便利，简化了麻醉流程，提高了患者的耐受性和舒适度。

医生说

可以说，氧气是围术期治疗中不可或缺的伙伴，为患者带来了安全、舒适的手术体验。而在手术室内，麻醉医生充当着氧气的高级驾驭者，他们的精心呵护使得每个患者都能平安度过手术，踏上康复之路。

（郑丽　於章杰）

25. 麻醉机是如何演变的

麻醉的历史可以追溯至100多年前：早期的麻醉工具（如简易吸入挥发面罩）存在着麻醉深度不确定和氧气传输不足等问题，使得麻醉始终是一项充满风险的操作。直到第一代麻醉机的问世，麻醉医生才拥有了一位强有力的助手（图6-2）。麻醉机不仅为患者提供氧气，还能确保患者在手术过程中呼吸顺畅，同时输送挥发性麻醉剂，提供适当深度的麻醉效果。

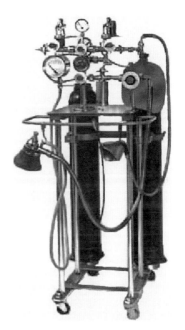

图6-2　Dräger-Roth-Krönig 麻醉机（1911年）

麻醉机的演进与功能升级

从第一代麻醉机到现代麻醉工作站，科技的进步为医学带来了巨大的提升，就像现代飞机配备了各种辅助设备一样，大大提高了飞行的安全性。

现代麻醉机不仅能提供氧气和适当深度的麻醉，还可以实时监测患者的生命体征，特别是呼吸力学数据，并根据这些数据调整麻醉深度和呼吸参数。此外，麻醉机还集成了输注泵和麻醉气体挥发罐，可以提供静脉麻醉或吸入麻醉药的目标浓度，为患者提供更优质的手术支持。不同的呼吸模式和气体组成也为特殊呼吸道疾病患者的术中管理带来了便利。

麻醉机的里程碑

1988年，在华盛顿世界麻醉大会上，Dräger公司发布了全球第一台麻醉工作站Cicero。这台工作站具有许多先进功能，包括中央电源开关、统一的报警体系、电动呼吸机、自检功能、加热呼吸回路系统、可拆卸的集成呼吸回路系统及紧闭型呼吸回路系统。它适用于低流量和微流量麻醉，动态顺应性补偿技术也被应用于新生儿。此外，它还配备了电子流量计。

这一创新将麻醉医生的"座驾"从螺旋桨飞机时代带入了喷气飞机时代，大大提升了麻醉患者的安全水平。

手术室中的"飞行之旅"

• 登机准备：麻醉医生与手术医生一同核对您的"护照与机票"（既往病史、手术方式等信息），确保一切顺利。

• 起飞前准备：连接心电图、血压等设备，患者的生命体征在监护屏幕上实时显示。麻醉医生给患者打针补液、面罩吸氧等，做好最后的准备工作。

• 起飞：静脉推注药物，切换机械通气，手术即将开始。

• 飞行中：麻醉医生密切监测患者生命体征的各项仪表，并根据需要调整麻醉深度和呼吸参数，关注患者机体的内在需求（内环境状态和液体平衡）。偶尔遇到"飞机颠簸"（术中意外事件），提供特别的处理，确保手术顺利进行。

• 着陆准备：手术即将结束，麻醉医生减浅麻醉深度，提供镇痛支持，为患者的苏醒做好准备。

 医生说

　　麻醉机的发展经历了百年演变，从简易面罩到现代麻醉工作站，科技的进步为医学带来了巨大的提升，就像现代飞机配备了各种辅助设备一样，大大提高了手术的安全性。在手术室中，麻醉医生将为您提供一次安全可靠的"飞行之旅"。

（周仁龙　於章杰）

26. 麻醉科使用的喉镜是什么

喉镜，又称为咽喉镜，通常由手柄、镜片和光源组成，有时还带有视频显示功能。它是用来插入气管导管的关键工具。由于喉部位置较深且结构复杂，无法直接观察，因此在全身麻醉中，超过98%的患者都需要使用喉镜来插入气管导管。目前临床常用的喉镜主要有金属普通喉镜、可视喉镜和纤维支气管镜等类型。

小 贴 士

喉镜在临床麻醉中扮演的角色

（1）协助气道评估

在麻醉诱导阶段，麻醉医生能通过喉镜这个"眼睛"，观察患者咽喉部情况，比如声带状态或有无充血、水肿等，评估患者的气道状况，确保其安全进行气管插管。

（2）协助气管插管

在麻醉插管时，麻醉医生需要借助喉镜这个"导航仪"，顺着其引导方向通过声门，将气管导管插入患者的气管中，以保持患者在手术过程中获得足够的氧气供应并排出二氧化碳。

（3）急救工具

在紧急情况下，比如患者出现呼吸困难或误吸时，喉镜是必不可少的急救工具。它可以直接观察到阻塞上呼吸道的异物、反流液体或血液，及时清除这些障碍物，从而挽救生命。

使用喉镜的风险和挑战

不正确的操作可能增加气管插管的难度，并导致咽喉部损伤和出血。对于某些可能存在气道困难的患者（比如肥胖、颈部短、喉结高等），使用普通喉镜进行气管插管的成功率大大降低，多次尝试插管可能会造成气道损伤。可视喉镜的出现解决了大部分的问题，它能够快速且准确地完成气管插管，从而降低插管的风险。

需要熟练掌握不同喉镜的使用方法。纤支镜引导下的气管插管是一项复杂而精细的技术。在临床麻醉中，对于张口受限、颈椎受损、颏胸粘连严重或需要清醒插管等存在气道困难的患者来说，纤支镜引导下的气管插管能够有效地降低插管的难度，提高插管的成功率，并有效减少操作时可能造成的损伤。

喉镜检查后的注意事项

接受喉镜操作后，可能出现以下情况：

- 喉部疼痛或肿胀
- 少量血迹
- 声音嘶哑
- 恶心或呕吐

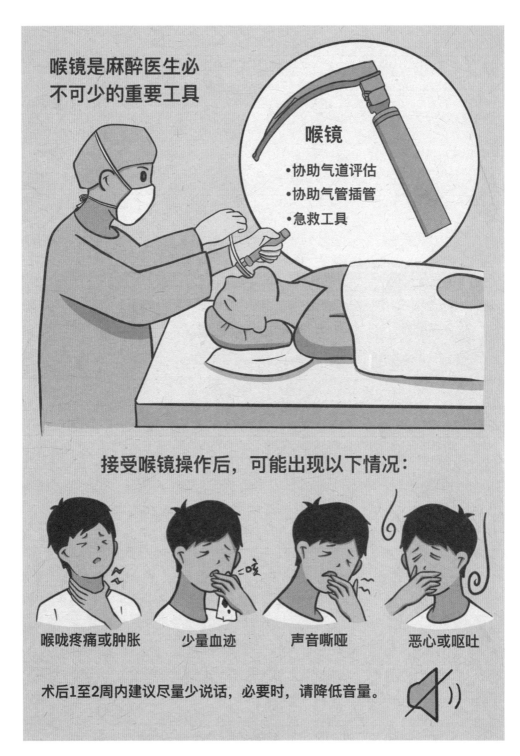

喉镜是麻醉医生必不可少的重要工具

喉镜

- 协助气道评估
- 协助气管插管
- 急救工具

接受喉镜操作后，可能出现以下情况：

喉咙疼痛或肿胀　　少量血迹　　声音嘶哑　　恶心或呕吐

术后1至2周内建议尽量少说话，必要时，请降低音量。

术后1至2周内建议尽量少说话，必要时，请降低音量。

喉镜操作后患者可能会感到恶心、困倦、口干或喉咙痛，一般持续2～5天，这是正常反应。但如果疼痛加剧、发热、咳嗽或吐血、呼吸或吞咽困难或胸痛，请立即联系医生。

 医生说

喉镜是麻醉医生必不可少的重要工具，它在患者接受麻醉和手术过程中起着至关重要的作用。尽管使用喉镜存在一定的风险和挑战，但通过持续学习和实践，医生能够正确且熟练地运用各种类型的喉镜，为患者的生命安全提供有力的保障。

（殷文　於章杰）

第七章

人工流产或分娩时，需要麻醉吗

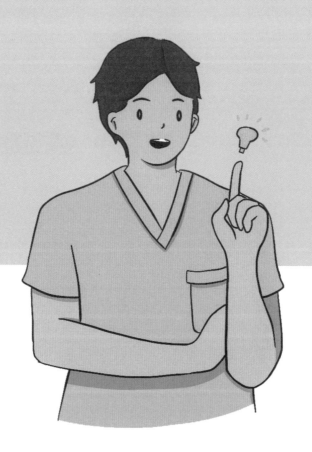

27. 无痛分娩，真的不痛吗

分娩是多数女性一生中绕不开的一个重要阶段，在自己宝宝呱呱落地前，母亲们先要经历过一番"天翻地覆"的洗礼。

按照麻醉医生最常用0～10级进行疼痛程度评估（0级为完全不痛，10级为极度疼痛），超过90%的有过分娩经历的女性会直接把分娩疼痛评为10级（图7-1）。

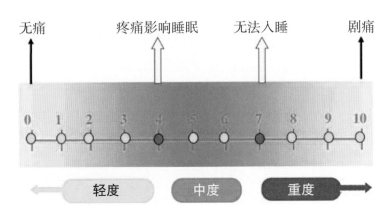

图7-1　疼痛程度评估

那么在产房里，有没有什么办法可以帮助各位妈妈们减轻这种"甜蜜的痛苦"呢？听说有一个项目叫无痛分娩，真的有效吗？

首先了解一下分娩痛的来源，分娩疼集中在两个阶段。

其中的第一阶段又叫"开宫口"，也就是打开宝宝降生的通路，这个过程可以说是王者般的痛感体验。

妈妈们一边承受着子宫收缩的疼痛，一边忍受宫口扩张时带

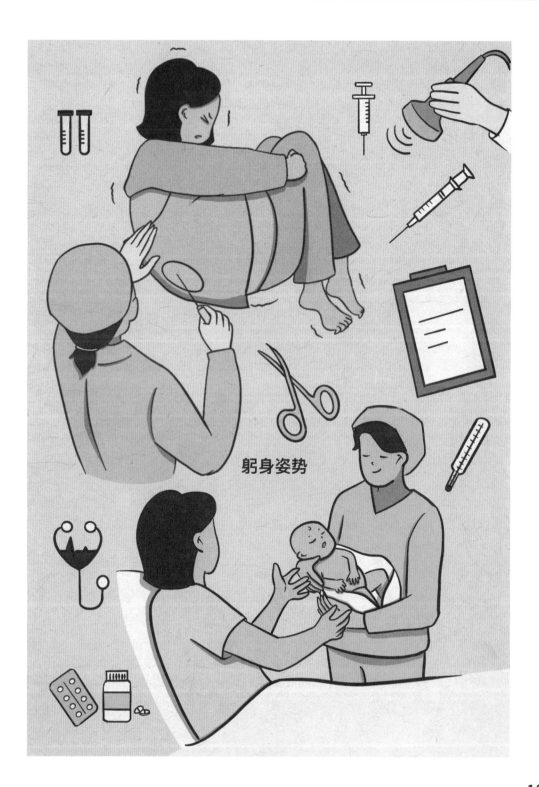

躬身姿势

来的下身"撕裂""刀割"的痛感。更要命的是，随着宫口的逐步开大，痛感加速成倍增长，当宫口开大至7～8厘米时会达到高峰，此时有些妈妈们基本上已经在产床上痛到打滚了。

当宫口开大到10厘米时，进入分娩的第二阶段，此时疼痛感会比前一阶段有所减轻，但仍有强烈的子宫收缩帮助宝宝降生到这个世上。整个分娩过程动辄数小时，让人感觉度秒如年。

为了减轻妈妈们的痛苦，医生们对产生分娩痛的来源进行了专业且周密地分析，发现这种疼痛感来源集中于下腰和盆腔，也就是说如果这些地方能够做好止痛，就真正实现"无痛"啦！

对此，麻醉医生最常采用的方案是，在产妇的背上安置一根中空的细管，直接通到椎管内邻近神经根处，直接向神经周围用药，实现腰部以下的有效镇痛。

小 贴 士

能不能使用麻醉，需要医生评估

医院里的各项操作检查均有适应证与禁忌证，下面来着重看一下操作禁忌：

首先，近一周内有没有诸如阿司匹林、波立维、华法林等药物的用药史，另外产科医生还需要进行抽血检查，综合评估产妇的止血能力是否在正常范围内，减少操作出血风险。

其次，如果有明确的腰椎间盘突出或者颅脑占位病史，这可是无痛分娩的绝对禁忌哦！

第三，过去是否有局部麻醉药过敏史，请千万不要对医生隐瞒！

第四，也是最重要的一点，麻醉医生需要现场评估情况，看看究竟是否适合麻醉！

躯身的姿势

麻醉医生的麻醉药最终要进入产妇的椎管内，那么就需要找到一条合适的"道路"。大家不妨摸摸自己的后背中央，有没有摸到一个个硬硬的凸起的骨头，再按按两块骨头中间那个有点弹性的凹陷，就是无痛需要进入的通道"椎间隙"了。

当然，这个间隙清晰与否因人而异，多数产妇因为孕期的姿态改变导致这个间隙摸起来不是很清晰，如果把背部向后拱起则有助于让椎间隙更宽敞明显。因此麻醉医生会建议产妇摆出类似"煮熟的虾"的躯身姿势：人侧睡，双手尽量去抱住自己的膝盖，这样有利于麻醉医生进行准确定位（图7-2）。

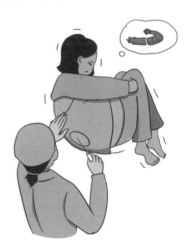

图7-2 躯身姿势

操作时间 10 ～ 15分钟

有很多产妇及家属以为麻醉医生的操作只有一针就结束了。其实，麻醉医生的操作绝不是"一针灵"！

有效的镇痛位置、药物、剂量缺一不可，需要精准的操作和纯熟的技巧。

整个过程：消毒、铺巾、局部麻醉、进鞘管、置导丝，给药等操作缺一不可！顺利的操作时间大概在10～15分钟，如果遇到穿刺困难，时间还会适当延长。

起效时间15分钟

明明使用了麻醉，为什么还是疼呢？这是因为从用药到药物充分起效，有一定的时间差，15分钟左右会明显感受到疼痛感较之前有所改善。

但如果对此时的镇痛效果仍然不满意，别担心，麻醉医生还将提供持续给药的"镇痛泵"，经管道持续给药。同时配有自控按钮，您觉得痛了就按一下，单次注入稍大剂量药物，满足您不同阶段，不同程度的镇痛要求。

 医生说

"十月怀胎，一朝分娩"，麻醉医生致力于减轻妈妈们的痛苦，以更愉悦的心情、更饱满的状态，迎接新生命的到来！

（金　夏）

28. 产后镇痛药怎么选

母亲，最伟大的孕育者，她们忍受着怀胎十月的艰辛，准备迎接可爱的新生命。虽然无痛分娩已经帮助产妇减轻了高达十级的分娩疼痛，然而此后很多妈妈们还在继续与疼痛斗争……

产后疼痛诸如手术切口痛、会阴撕裂痛、腰背痛等，严重影响着宝妈们的身心康复。很多哺乳妈妈更是由于担心止痛药的使用会影响乳汁分泌或对宝宝产生危害等原因，而强忍疼痛。

镇痛药的使用和选择

美国妇产科医师协会（ACOG）的最新指南将非阿片类镇痛药，如非甾体抗炎药（NSAIDs）和对乙酰氨基酚作为产后疼痛治疗的一线用药。其中，布洛芬和对乙酰氨基酚由于进入乳汁的量极少，半衰期短（2小时左右），排泄快，安全性高，在哺乳期使用也不影响泌乳，是哺乳期妈妈治疗产后疼痛的首选药物。

推荐药物：

❖ 对乙酰氨基酚（片剂）

❖ 布洛芬（片剂/胶囊/混悬液）

其他相对安全的药物：

❖ 氟比洛芬酯（注射液/贴剂）

❖ 帕瑞昔布钠（注射液）

❖ 双氯芬酸钠（片剂/胶囊/凝胶/贴剂/栓剂）

❖ 塞来昔布（片剂/胶囊）

用药注意事项：

• 哺乳期最好使用成分单一的镇痛药，不建议使用复方镇痛药；

• 尽可能选择速效剂型而避免长效剂型，以免药物在体内停留时间过长；

• 如身体外部疼痛尽量使用外用贴剂或药膏，同时避免让宝宝皮肤接触到，尤其别让宝宝吃到；

• 服药期间无需刻意停止哺乳，但以哺乳后立刻服用为最佳，或者在宝宝最长一轮睡眠前服药，以最大程度减少药物分泌到乳汁中；

• 镇痛药不建议长期使用，虽然上述推荐的镇痛药相对安全，但不排除长期使用造成蓄积，如布洛芬长期使用可造成胃肠道不适，对乙酰氨基酚长期使用可产生肝毒性；

• 阿司匹林用于婴幼儿可能导致瑞氏综合征，哺乳期应避免使用阿司匹林；

• 若使用镇痛药后仍无法缓解，需去医院进一步检查评估是否需要其他干预措施。

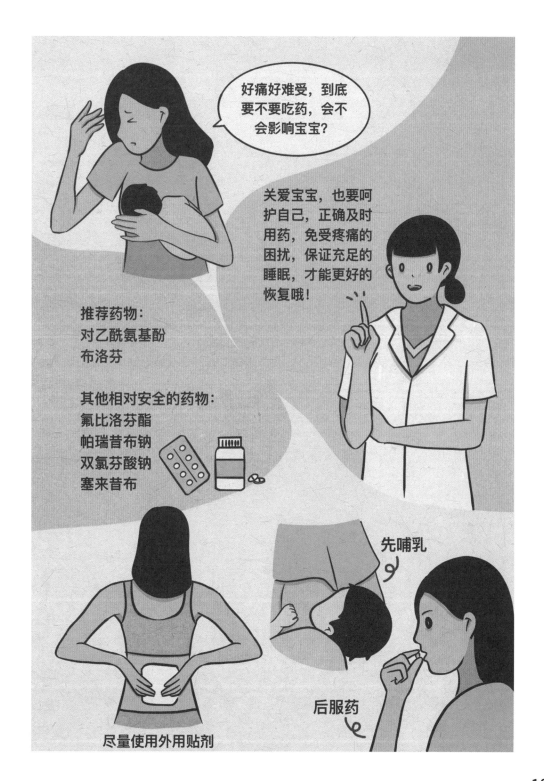

109

医生说

　　希望广大产后妈妈们在关爱宝宝的同时，也要呵护自己，正确及时用药，免受疼痛的困扰，保证充足的睡眠，才能更好地恢复哦！

（苏恒华　冯晶晶）

29. 产后腰痛是麻醉惹的祸吗

林女士剖宫产后2个月，出现腰骶部疼痛、酸胀，严重的时候无法站立。回忆起麻醉医师曾从腰部打麻醉针，询问腰痛是麻醉针没打好造成吗？

产后腰痛，指的是分娩后下背部持续性或新发性疼痛，是妊娠后在生育期妇女中普遍存在的一种疼痛，发生率可高达40%～70%。随着产后时间延长，发生率有增加趋势（发生率：产后3个月的28%至产后1年的67%），且1/3以上的患者感到生活质量受到较大影响。

小 贴 士

产后腰痛与麻醉无关的三大证据

• 麻醉针穿刺造成的疼痛和穿刺部位机体组织的修复类似于静脉补液吊针，持续仅数日，而产后腰痛可持续数周、数月甚至数年时间。非产科手术（如阑尾切除、腹股沟疝修补术等）也会用到半身麻醉，其术后腰痛的发生率要远低于产科手术。

• 产后腰痛不但发生在剖腹产或无痛分娩的产妇中，在非无痛分娩的顺产产妇中也普遍发生。

• 很多产后腰痛的患者在妊娠期就发生了腰痛，在妊娠晚期达到高峰。妊娠期腰痛和产后腰痛有密切关系。

产后腰痛的真正原因

（1）妊娠相关因素

为了容纳增大的胎儿及胎儿的顺利分娩，孕妇内分泌系统发生改变，大量孕激素造成骨盆、韧带和腹部肌肉持续松弛状态，造成腰背肌代偿性负荷增加，脊柱韧带松弛可导致腰椎间盘突出；随着腹部膨大，脊柱过度前突，骨盆前倾，为维持身体平衡腰背肌过度紧张。

（2）不良习惯因素

孕妇少动多静，久坐久卧，腰背部肌肉薄弱，腰椎失稳；怀抱、哺乳、拍嗝、换尿布等姿势不良，坐姿不良，弯腰提起重物等，造成腰背部肌肉负荷过重或长时间紧张。

（3）心理因素

产后抑郁是一种产妇在分娩后出现持久情绪低落的现象，研究证实产后抑郁与产后腰痛、产后骨盆痛有密切关系，相互促进形成恶性循环。

预防与治疗

孕期的预防很重要：对于已经存在腰椎间盘突出/滑脱、脊柱侧弯、骶髂关节炎等疾病的，应在孕前看骨科、疼痛科门诊，听从建议进行专业治疗；在产前产后可以进行游泳、体操、平板支撑

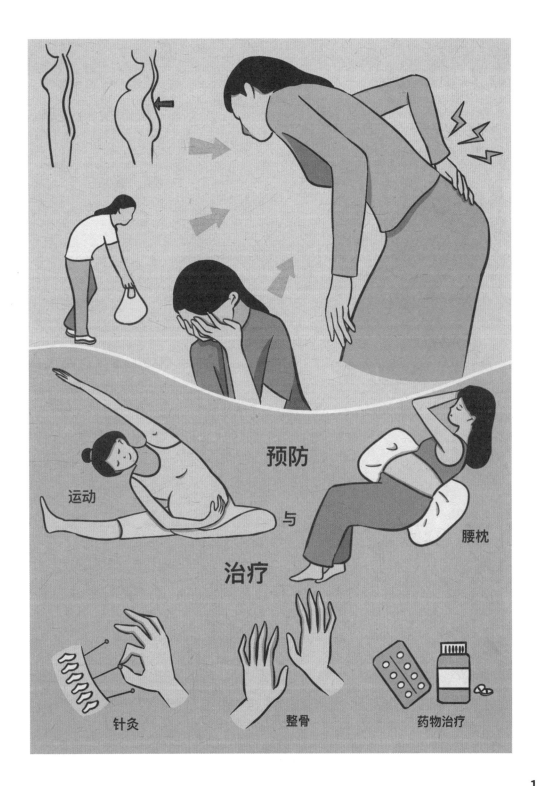

预防 与 治疗

运动

腰枕

针灸

整骨

药物治疗

等针对性训练，增强腰背部肌肉力量；注意休息，避免腰部受凉、久坐、经常弯腰等不良姿势，必要时应使用腰枕、腰托，经常变换卧床姿势，穿柔软轻便的鞋子，接受热敷、专业手法的按摩等。

治疗方法：出现产后腰痛，经过休息不能缓解，严重影响日常生活的，建议去脊柱外科、疼痛科或康复科门诊，接受专业的治疗指导。① 针灸治疗：针灸有活血化瘀，温经散寒、通经活络的功效；② 理疗：整骨或整脊治疗，即通过专业的手法复位，调整脊柱生物力学结构，使韧带修复，胸腰椎恢复正常的姿势状态，从而治疗疼痛；③ 口服药物：一些非甾体抗炎药、钙剂、营养软骨素等药物可以缓解疼痛，但使用药物应慎重，因为一些消炎药物可能通过乳汁进入婴儿体内。

 医生说

麻醉部位在腰部，因此引发了对它的误会。而无论是何种治疗方式，为了保证疗效和安全，建议患者到专业正规的医院接受系统评估和治疗。祝愿每一位产后妈妈远离病痛，享受家庭和生活的美好！

（於章杰）

30. 剖宫产麻醉，会让孩子输在起跑线上吗

小王是一名足月孕产妇，产检提示脐带绕颈2周，羊水偏少，胎儿窘迫，医生建议入院行剖宫产。小王听着心里很难受，一直以来听说顺产的宝宝比剖宫产的宝宝更聪明，她担心打了麻醉药会影响自己的宝宝，以后学习比不上同龄顺产的宝宝。

药物在妈妈和宝宝之间的转运

绝大多数药物和分子量小的物质，主要通过单纯扩散途径进行母体-胎儿交换。药物扩散的速度和峰值取决于多种因素，包括母体-胎儿浓度梯度，母体蛋白结合率，以及药物分子量、脂溶性和解离程度等。母体血药浓度是决定最终有多少药物进入胎儿体内的关键因素。

除了妈妈和宝宝之间天然的胎盘屏障能保护胎儿，胎儿独特的血液循环结构也能很好地保护自己，降低脐静脉中的麻醉药带来的风险。

当部分麻醉药物通过了胎盘屏障，进入胎儿体内后，会首先通过脐静脉进入肝脏代谢，显著降低进入大脑和心脏血液中的麻醉药浓度。药物通过胎儿的静脉导管进入下腔静脉后，被来自下肢和盆腔脏器的不含药物的血液所稀释。

因此，即使麻醉药物通过胎盘屏障进入胎儿体内，独特的解剖特点也能使胎儿血浆药物浓度远远低于母体。

剖宫产常用麻醉药物

在全身麻醉剖宫产中常用的镇痛药瑞芬太尼，作为短效阿片类药物，极容易被胎盘内的酯酶所代谢，胎儿-母体血药比值很低。常用的肌肉松弛药罗库溴铵，高分子量以及低脂溶性决定了其通过胎盘的能力有限。常用的镇静药丙泊酚，起效快，维持时间短，苏醒迅速，常规静脉诱导剂量并不会影响新生儿Apgar评分。应用于椎管内麻醉的局部麻醉药罗哌卡因，最常见，血浆蛋白结合度高，透过胎盘量少，且极少发生心脏毒性，胎儿对其具有良好的耐受性。

 医生说

围产期是属于产妇和新生儿的重要时期和特殊时期，麻醉医生会在严格考虑产妇健康和新生儿健康的基础上选择最合适的麻醉方法，保证正确用药、合理用药，规避不良事件的发生。各位准妈妈无需过多担心麻醉带来的影响，放心迎接健康新生命的到来。

（朱诗怡）

31. 无痛人工流产，真的不痛吗

在适当的孕周选择终止妊娠是我国每一位女性公民合法的权益。在医疗条件日益精进的当下，伴随着大众意识形态的转变，人工流产术逐渐成为一项常规的医疗服务，而无痛技术的发展，更是让女性不再因为恐惧手术而耽误最佳的治疗时机。

人工流产是指妊娠3个月内，用人工或药物方法终止妊娠的方式。用来作为避孕失败意外妊娠的补救措施，也用于因疾病不宜继续妊娠、为预防先天性畸形或遗传性疾病而需终止妊娠者。一般被分为手术流产和药物流产两种，而手术流产又分为负压吸引和钳刮术，是一系列短小的有创操作。

人工流产的适应证和禁忌证

适应证：① 在6～14周内要求终止妊娠而无禁忌证者；② 因某些疾病或遗传性疾病不宜继续妊娠者。

禁忌证：① 各种疾病急性期或全身性疾病不能耐受手术者；② 生殖器炎症；③ 术前两次体温在37.5℃以上者。

人工流产的最佳时机

研究表明，女性在怀孕60天以内做无痛人流较为适宜，最佳时间段为35～50天。并不是无痛人流手术越早就越简单、越安全，因为怀孕时间太早（如35天内），以现有技术有可能发生漏吸；再者，受

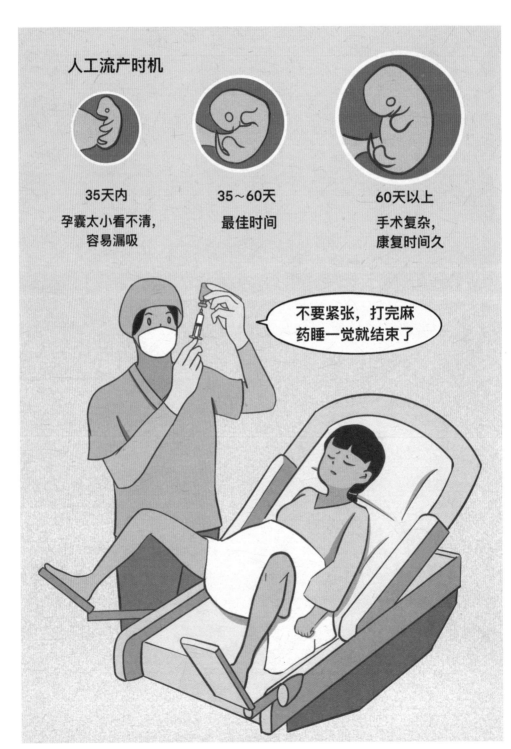

精卵经输卵管到子宫内着床需要时间，若胚胎未着床也可引起空吸；反之，若时间越晚，手术就越复杂，手术后康复时间也相对更久。

"无痛"一般是通过静脉麻醉

所谓无痛人流，指的在麻醉医生的协助下以一定的镇痛镇静技术完成的人工流产术。在此过程中，麻醉医生往往会通过静脉麻醉的方式，从患者外周血管注射一定剂量的镇静或镇痛药，让患者舒适无痛地完成手术的过程。

这一过程与如今大众熟知的无痛胃肠镜大同小异，同样也是静脉麻醉，但值得注意的是打算做无痛人流的患者，也必须严格完成麻醉前评估，符合一定的麻醉条件的情况下进行，与此同时，术前严格的禁食禁饮都是对自己最大的负责。

 医生说

要知道任何一项有创操作都伴随着相应的风险，而多学科的保障尤其是强大的麻醉科是支撑所有医疗操作安全实施的最有力防线。当上网输入诸如"人流"的关键词，便会发现映入眼帘是铺天盖地的"健康"指引，但此刻必须保持头脑清醒，切莫急于拨通那些极具诱惑的热线电话。最重要的一步，就是选择正规的、公立的医疗机构，而只有那里才有让你足以安心的麻醉团队。

（罗　琨）

第八章

你了解无痛诊疗和疼痛门诊吗？

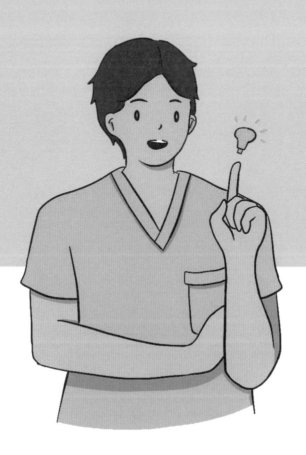

32. 做无痛肠胃镜，也要全身麻醉吗

张大爷最近一直有反复的胃肠道不适症状，在用药未能有效缓解的情况下，医生建议他做胃肠镜检查，此时的张大爷十分抗拒，表示无法耐受这样的检查。于是，消化科医生建议其到麻醉科门诊进行评估，看是否可以进行无痛胃肠镜检查。评估完成，张大爷可以进行麻醉，于是在麻醉医生的帮助下，张大爷小睡了一下，完成了胃肠镜检查。

那么什么是无痛胃肠镜？在门诊胃肠镜检查过程中，麻醉医生做了什么？需要全身麻醉吗？

当出现一些胃肠道症状，如反复腹痛、腹胀、腹部不适，甚至消化道出血，伴有明显的消化不良症状，不明原因的食欲减退或体重减轻、吞咽或进食时有阻塞感，腹部有可触及的包块时，消化科医生会建议你行胃肠镜检查。另外，常规胃肠镜体检对于年龄超过40岁，或是有高危因素的人来说，能提高早期胃肠肿瘤的发现率，对提高生存率和生活质量有重大意义。

麻醉帮你在"梦中"完成肠胃镜检查

很多容易焦虑紧张的患者此时往往拒绝此类检查，因为难以忍受胃镜进入口咽部时引起的恶心呕吐或是肠镜操作时带来的腹痛、腹胀等不适，这时候是麻醉医生该上场的时候了。麻醉医生可以帮助你在睡梦中完成胃肠镜检查，而不用再担心各种不适与

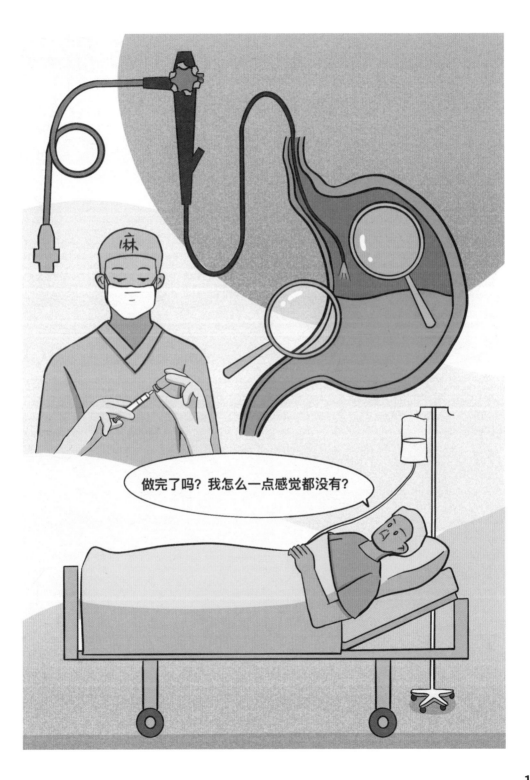

刺激。而且胃肠镜医生也非常欢迎无痛技术，是因为他们在操作时可以将患者的情绪或体动等干扰因素降到最低，有充分的时间完善检查，便于提高检查质量和发现问题。

行无痛胃肠镜之前要按照消化科医生的医嘱进行胃肠道的准备，也要按照麻醉医生的嘱咐严格禁饮禁食。

患者与麻醉医生的配合

首先，需要接受打静脉针，这是因为所有的麻醉药物都是通过静脉给药的。进入胃肠镜室前应将不必要的随身物品，如眼镜、钥匙等交给家属。麻醉医生可能会再次核对患者的信息，包括身高、体重（计算药量），既往慢性疾病等。然后取侧卧位，口咬牙垫，给予各种监测设备的连接并吸氧，在一切准备就绪之后，麻醉医生会通过静脉缓慢给予所需的麻醉药物，伴随着监护仪的滴滴声患者不知不觉地进入睡眠状态，内镜医生开始行胃肠镜检查，根据检查时间的不同，麻醉医生会调整或追加用药量，以保证合适的麻醉深度，最好能够在最完美的时刻将你从睡眠状态中唤醒，所以很多患者醒过来第一句便是问："做完了吗？我怎么一点感觉都没有？"

此外，行无痛胃肠镜检查时请务必记得携带至少一名家属，从诊室推出去之后请在推床上充分苏醒观察，家属这时候要陪伴左右，一般休息5～15分钟。完全苏醒后，遵麻醉医生医嘱决定是否可以离院回家，可以离院回家的患者，不得驾车或进行高风险工作，因为仍有药效残留的可能，此时家属陪同也很重要。检查后如有不适也请及时呼叫医生或返回医院寻求帮助。一般可以在神志恢复后1～2小时饮水，之后依次进食流质、半流质等。对于之后饮食等注意事项，可以咨询内镜医师。

 医生说

　　不是所有的患者都适合无痛胃肠镜检查，对于一些存在严重慢性心脑血管疾病、肺部疾病，肝肾功能失代偿、已经存在消化道梗阻或精神疾病发作期等患者无痛应慎重。虽然麻醉帮助患者实现了比较舒适的胃肠镜检查，但同时潜在风险仍存在。请于检查前后，谨遵医生的医嘱，安全无小事!

（牛芳芳）

33. 做无痛检查后，头晕怎么办

"医生，胃肠镜做好了，感觉头晕得厉害，麻药反应这么厉害吗？"在临床，无痛胃肠镜复苏区经常能听到患者如此提问。无痛胃肠镜检查后的头晕，原因可能是多方面的。

从内镜检查室里推出来的患者，还处于"梦游仙境"的状态，由于体内麻醉药物的浓度还在下降过程中，即使他能回应你的呼唤，有可能下一秒又飘飘然睡过去了，睡得比婴儿还香，香得忘记了呼吸……在这个阶段，陪护家属一定要配合护士通过呼唤、拍打使患者维持一定的觉醒，防范呼吸抑制、低氧血症等风险。从嗜睡到清醒有个过程，由于镇静、镇痛药都是起效快、清除快的短效药品，因此大部分患者能在几分钟左右醒来。

醒来以后，别忙着下床，起身在床上坐会儿，如没有明显不适再下床，由家属护送到复苏专座休息留观。即使经过充分的麻醉复苏，有些患者还是会在起身、下床的过程中，出现头晕、恶心、四肢乏力等症状，主要原因有两个。

体位性低血压

也称直立性低血压，是指与卧位相比，站立位收缩压至少下降20 mmHg或舒张压至少下降10 mmHg，可能伴头晕、心悸、眼前发黑甚至晕厥等症状。

由于行无痛胃肠镜检查的患者在检查前需禁饮禁食及肠道准

备，体内的有效循环容量本来就亏欠，在患者坐起、下地活动时，血液重新分配到四肢导致返回心脏的血液不足，血压就低了，尤其是位置最高的脑袋更容易供血不足；其次，麻醉药物有一定的循环抑制作用，（对心脏和血管有一定抑制作用）麻醉后调节心脏和收缩血管的麻醉后相关支配的神经功能尚未恢复，无法对低血压做出相应反应，这一点尤其是对老年患者影响更甚；部分自主神经功能障碍患者，如帕金森病、多年糖尿病伴周围神经病变，以及长期服用抗抑郁药患者由于周围血管张力不能随体位改变而变化问题，因警惕无痛胃肠镜后也容易体位性低血压的风险。

对于有上述高危因素，包括身体虚弱、长期腹泻、营养不良的患者，在麻醉复苏阶段即便苏醒了也切不可掉以轻心，家属要配合医护人员做好严密看护。起身时动作要缓慢，在护士的指导下逐步抬高头位。如症状严重，应恢复平卧位让医生重新进行心电监护，必要时留置静脉通道接受输液，做好血压的动态监测，等到血容量回升、循环系统的神经兴奋性恢复后等医生再次评估认为无碍后，再逐步起身活动。

低血糖

低血糖的标准是：正常人血糖低于2.8 mol/L，糖尿病患者低于3.9 mmol/L。当低血糖发生时，除了饥饿，常伴有头昏眼花、心慌手颤、出冷汗、虚弱乏力等症状，严重的低血糖远比高血糖更危急，可能会引起意识恍惚、昏迷甚至危及生命。

很多患者常常抱怨："从昨晚到现在，我没吃也没喝，饿得要昏过去了。"其实现在已经不再提倡长时间禁饮禁食这种不近人情的规定了，它最大问题就是强烈的饥饿感以及低血糖。

那么如何预防低血糖呢？其实没有糖尿病的患者，可在检查2～4小时前喝一些白糖水或含糖饮料补充糖分哦。对于不能耐受饥饿，尤其是糖尿病患者，建议尽量把检查时间预约在上午，减少饿肚子的时间，当天停用口服降糖药和胰岛素。如果在检查前还是出现低血糖症状，请立即告知麻醉医生，我们将根据您的血糖检查结果、症状做进一步的评估。症状较轻的患者可酌情提前安排检查，症状严重的患者我们会建议取消麻醉，立即口服或静脉输注葡萄糖来纠正低血糖。如果在检查结束后出现低血糖症状也不要慌张，清醒后尽快口服补糖。所以请大家根据自己的身体情况来安排检查时间和饮食计划，当天可以带一瓶功能饮料以备不时之需哦。

 医生说

术后头晕是多方面原因共同导致的，除了以上两点之外，前一晚睡眠不足、检查后恶心呕吐、营养不良、高龄体弱等因素都会导致无痛胃肠镜检查后的头晕和困倦感，对此不必过度紧张，我们建议这些患者适当延长复苏观察时间，经过麻醉科的处理和观察后，绝大部分是可以缓解的。

（瞿亦枫）

34. 门诊镇静能帮助孩子好好做检查吗

很多家长都有这样的苦恼，宝宝到医院做检查时，完全不配合，哭闹不止，常在强制约束下完成各种检查，这会造成幼儿的恐慌，疼痛，甚至留下心理阴影，检查及治疗的失败率也明显增加。这可如何是好？不要着急，门诊镇静了解一下。

镇静，即通过镇静或麻醉药物使人体紧张情绪得到改善，缓解焦虑和恐惧，达到精神放松，进入"睡眠"状态，有利于进行各项检查（图8-1）。

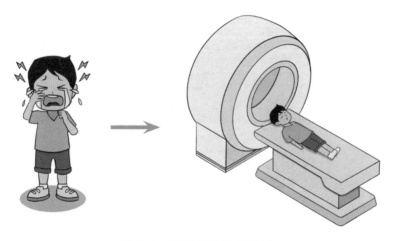

图8-1　镇静帮助孩子放松

需要镇静的检查

核磁共振、CT、脑电图、心脏超声等。由于幼儿身心未成熟，合作性差，对未知操作的害怕和恐惧，配合度达不到检查要

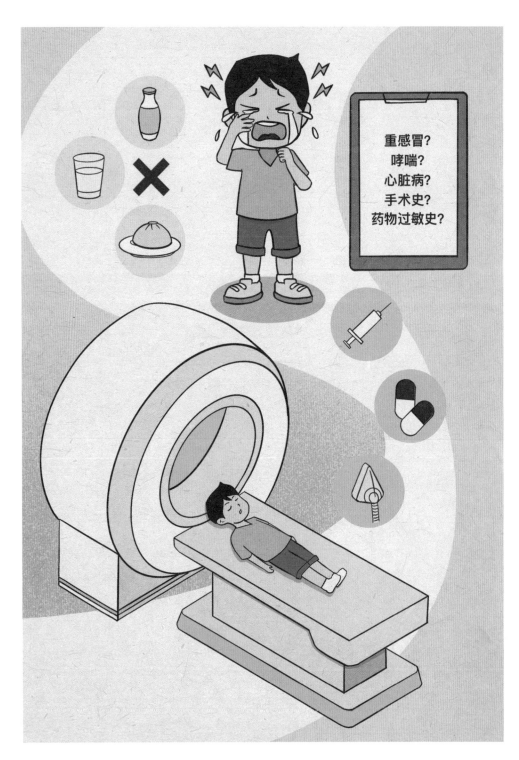

重感冒?
哮喘?
心脏病?
手术史?
药物过敏史?

求，因此需要镇静辅助下完成检查。上海交通大学医学院附属仁济医院目前开展影像学检查（磁共振、CT）的门诊镇静。

镇静药物的给药方式有经鼻，口服，灌肠，吸入以及静脉等，麻醉医生根据幼儿身体状况，幼儿配合度和既往病史选择最安全、有效、舒适的方式进行镇静治疗。

镇静前注意事项和镇静过程

禁食禁饮：禁饮清水2小时，母乳4小时，配方奶及固体食物6小时；严重感冒，流浓鼻涕，哮喘，先天性心脏病，手术史，药物过敏史等特殊病史提前告知医生。

镇静检查的基本过程：检查当天，病区护士打好静脉针后至检查区域，麻醉医生进行评估，用药后5～10分钟幼儿进入镇静状态（经鼻给药等待时间稍长），给幼儿头戴降噪设备，连接监护仪，家长可根据检查要求和个人意愿陪伴在患儿身边，一般情况下半小时左右检查完成，送至复苏区域观察，清醒后返回。

镇静后注意事项

睡眠：幼儿可能继续睡觉，家长需要观察宝宝的面色，口唇是否红润，呼吸是否通畅，如一切正常，可让宝宝继续睡觉，在宝宝肩下垫小软枕使头稍后仰，确保呼吸更通畅。

饮食：待幼儿完全清醒后，即可吃东西，从清水—流质食物—固体食物顺序进食，以幼儿不发生恶心呕吐为原则。

活动：镇静后24小时内需要家长贴身看护，需防止幼儿行走时摔倒。

医生说

　　可能会出现的不良反应有恶心、呕吐、过敏、呼吸抑制等，在场的医护人员会严密观察和监护，及时处理，确保安全。门诊镇静是比较安全和成熟的技术，最新研究结果表明，单次，短时间的使用镇静药物对幼儿大脑发育，远期智力水平无不良影响。

（舒慧刚）

35. 肩痛为什么要去疼痛门诊

常听到有人抱怨：肩膀疼，挂号时不知道挂哪个科室；还有的上网搜索，却越看越害怕、越看越糊涂。与之相反的，还有粗枝大叶型——既不看病也不治疗，就等着肩痛随时间自动消失。

当然也有充满智慧的患者，他们不慌不忙，先告诉医生自己是哪里不舒服，从什么时候开始的；再说清楚自己有哪些慢性毛病，吃些什么药；关于肩膀痛，尤其要想想在出现疼痛之前，有没有受过伤，现在是白天疼还是晚上疼，影响活动吗，还同时有其他不舒服吗。

看对科，真的很重要

急性疼痛挂急诊：假如是突然出现的肩痛，还带着心慌胸闷，出冷汗，尤其是左边肩膀疼，那要警惕有没有心血管疾病！首先要暂停运动，坐下或躺下，找人陪同去急诊排查，有可能要做心电图、胸片、化验检查等。

时有时无挂风湿免疫科：如果是时有时无的肩痛，时不时还有点发热，早上起床时僵硬不好动，白天活动活动又好了，两边肩膀一起疼，有时胳膊腿的关节也一起疼，那最好到风湿免疫科就诊，需要化验筛查风湿类的疾病，如果确诊，需要用专业的抗免疫反应药物后才会有明显的改善。还有少数的肩痛，伴随着胳膊的肿胀，手掌的麻木，越来越乏力消瘦，那最好进行完整的体检，排查肺部、胸壁、乳腺、淋巴等方面的问题。

颈椎引起挂骨科：很多肩痛其实来源于颈椎，这类患者的肩膀挥洒自如，朝哪个方向活动都没有问题，但就是觉得肩膀疼，整个上肢像过电一样，手指尖都会觉得麻。如果想确诊，应该需要做颈椎的平片或磁共振检查，看一看是不是椎间盘突出、椎管狭窄、颈神经根的问题，导致了肩部的疼痛。

小 贴 士

肩膀真不简单

1个肩部的活动，要牵动6个关节、5组韧带、15块肌肉、10根神经！

可以做6个方向的活动，感受一下自己的肩部运动有多精妙：外展、前屈、后伸、外旋、内旋、内收（图8-2）。

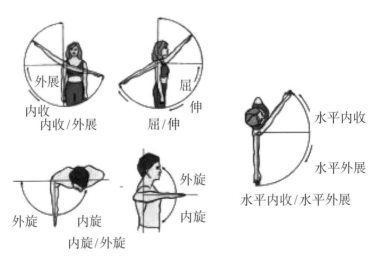

图8-2　肩部运动范围

如果有哪个动作很难完成，那就需要挂号到疼痛科、骨科（关节外科）、康复科等科室就诊，医生会做专业的体格检查，根据情况可能需要拍片、CT或磁共振检查。医生看到片子和报告，会明确这肩痛的信号，究竟是来源于哪个关节骨头、软骨，还是哪块肌肉、哪根神经。

根据检查的结果，需要综合考量，再决定是保守康复、疼痛介入，还是外科手术治疗。

疼痛科里对付肩痛的 "神器"

首先是冲击波，它针对钙化的肌腱病灶特别有效！还有点式直线偏振光红外线（超激光）、低频电疗，这些无创、安全又便捷的治疗方式，能促使软组织的修复，不仅绿色环保，还无不良反应。不要使用偏方，膏药需要注意过敏反应。

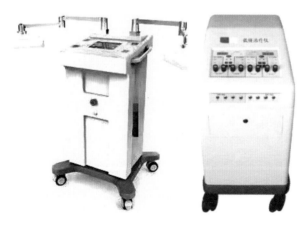

图8-3　电疗仪器

理疗不够，镇痛药安排

市面上口服消炎镇痛类的药物五花八门，需要注意在胃肠道或心血管等方面的不良反应，切记不要随意、长期、大量服用。

穿刺注射类的治疗，能为一部分中重度肩痛患者提供更快更有效的镇痛，疗效的关键在于病灶诊断的准确和注射操作的精确。

疼痛科医生大多擅长超声引导下的穿刺注射技术，尤其熟悉肌肉和神经的解剖位置，将这几项技能融为一体，就将一个看似简单的"小"治疗，提升到了精准医疗的水准。

这些年关于注射的介质也有很多进展，比如糖皮质激素，它从大颗粒、细颗粒、演变到水剂、缓释脂微球。按照循证医学的推荐，糖皮质激素局部注射，一年最好不要超过5次。也可以选择不加激素，注射玻璃酸钠；新近还有富血小板血浆（PRP），首先抽取患者的静脉血，经过提取有效成分，然后再注射到自身受损疼痛的部位，能起到镇痛修复的作用；具体情况还需听从专业医生的建议来治疗。

 医生说

如果检查发现肩部发生了严重的功能障碍，肌腱撕裂，严重粘连退变的骨关节炎等，那需要到骨科（关节外科）进行手术治疗。

手术期间，需要康复医师的帮助，更需要患者拥有乐观和积极的心态，合理锻炼，以便早日痊愈。

（陈雪青）

36. 晚期癌痛何去何从

多年前，复旦大学青年教师于娟描述了自己罹患癌痛的感受："痛得丝毫不能动……清扫工拖把碰到床脚引起轻微震动，我的骨头都会因癌痛而晕死过去……痛得想不起哭，只能用尽全力忍耐。稍分神，就会痛得晕厥。"

恶性肿瘤患者至少有半年以上的时间要与疾病做斗争。此时假如伴有重度疼痛，就像潘多拉的魔盒被打开，会对饮食、睡眠、精神等方面造成了巨大的影响，以至于无法积极配合其他治疗，可能不到一周的时间，就可以把人从精神到躯体完全摧垮，甚至死亡。

这些漫长、无休止的疼痛，我国约有100万癌症患者每天都在经历着，但仅有30% ～ 40%的患者能得到妥善治疗。

癌痛治疗分为药物治疗和手术治疗

癌痛首选药物治疗，此外还有介入治疗，如外周神经阻滞、神经射频消融术等，如果这些方法不能控制疼痛，那么终极武器——鞘内吗啡输注泵植入术可以"隆重登场"了。

什么是鞘内吗啡输注泵植入术

通俗讲，就是将装有吗啡的输注泵植入体内，泵上连接的导线将药物输送到脊髓相应位点，阻断疼痛信号向大脑传递，从而缓解疼痛。这时用药量仅需传统口服给药剂量的1/300，达到更好更快的镇痛效果，同时还可以大大减少口服药物带来的不良反应。不少口服吗啡300毫克甚至更多的患者，疼痛难忍，痛不欲生，行鞘内吗啡输注泵植入术后，疼痛显著缓解，生活质量也得到极大地改善。

癌痛治疗误区梳理

（1）只有剧烈疼痛时才用药？

及时、规律用药能获得较好的镇痛效果。越是拖延，错过最佳的治疗时间，越容易发展成慢性顽固性疼痛，治疗的费用反而更高。科学、及时的治疗能取得事半功倍的效果。

（2）止疼药容易上瘾，不能多吃？

止疼药规范用于癌痛治疗时，没有成瘾性。此外，药物的正确应用，可延长患者的生命和提高生活质量，因为疼痛消失后，患者的睡眠、饮食、体力、情绪都能得到较大改善。

（3）不想吃药，痛的时候能打哌替啶吗？

世界卫生组织不推荐哌替啶治疗癌痛。原因之一为哌替啶的镇痛强度仅为吗啡的1/10、镇痛时间短。其二，体内清除时间长，且具有心脏、神经和肾脏毒性。其三，容易成瘾。

（4）控制肿瘤比控制疼痛更重要？

控制疼痛和控制肿瘤同等重要，两者同时进行效果更好，因为疼痛控制好后，患者状态才会好，这样更有利于肿瘤的治疗。

最后，肿瘤患者除了要忍受疾病、疼痛的折磨外，多数人还伴有焦虑、抑郁、孤独、暴躁和绝望，如果身边有朋友正经历这种疼痛，请给予多一分理解、关爱和帮助。

（边文玉）

37. 啥都不突出，唯独腰椎间盘突出?

王阿姨今年65岁，平时身体硬朗，偶尔有点腰背酸痛，休息片刻即缓解，最近除了腰部，腿也疼起来了，走路不方便，躺着能缓解，但一下地又不行。坚持了3天后王阿姨来医院就诊，医生开了磁共振的检查，提示腰椎间盘突出。

腰椎间盘突出是一种常见的疾病，突出表现为腰腿疼痛，表现为腿痛大于腰痛，腰痛放射至臀部、大腿及小腿，部分伴有麻木感、吊筋感，久站或行走时加重，严重时下肢乏力，走路有"跛脚"，最严重时可致大小便失禁（图8-4）。

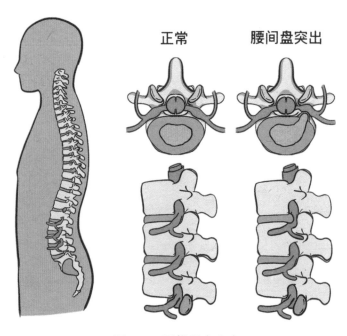

图8-4 腰椎间盘突出

得腰椎间盘突出症的原因

◆ 最主要原因是腰椎间盘髓核的退化，老年人的椎间盘水分下降，导致腰椎的不稳定、松动，外围的纤维环韧性下降也导致容易破裂。

◆ 长期反复的外力作用会加重椎间盘的损伤。

◆ 椎间盘本身缺乏血供，修复能力差，损伤后恢复不佳。

◆ 先天的椎体发育不良导致的力学结构不稳定。

◆ 椎间压力的突然增高，包括便秘、搬重物、妊娠、受凉等。

好发人群

腰椎间盘突出好发于20 ～ 40岁，约占80%，伏案工作者多于体力劳动者，但往往老年患者的腰突症需要手术干预。

得了腰腿痛也不一定是腰椎间盘突出症，比如腰椎管狭窄、下肢动脉闭塞、肌肉筋膜炎等也会引起类似的表现，有些通过医生的问诊和体格检查可以区分，有些则需要影像学检查如X线、CT或者磁共振来鉴别。

治疗方法

治疗腰椎间盘突出有很多方法，部分通过适当的休息、药物治疗、理疗（包括红外线热疗、冲击波、经皮电刺激疗法）等就可以得到缓解，还可以通过介入或微创手术治疗（包括神经阻滞、等离子射频消融、椎间孔镜等）来治疗，如果上述治疗效果不佳，可以考虑手术治疗。

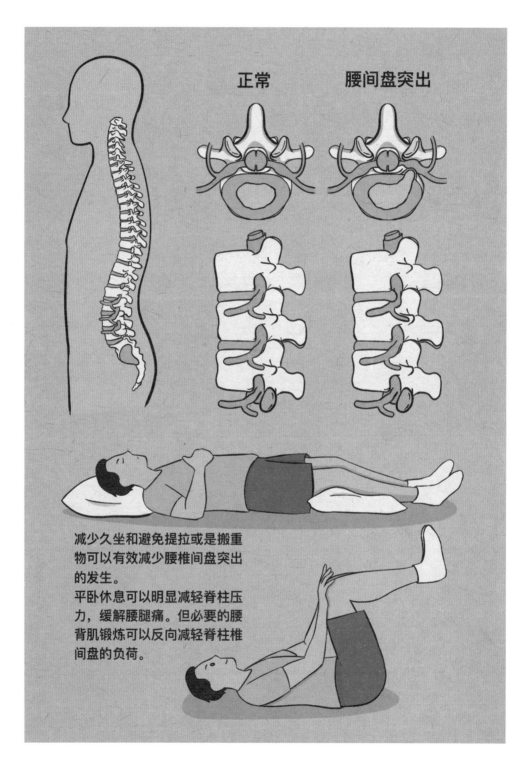

正常　　　腰间盘突出

减少久坐和避免提拉或是搬重物可以有效减少腰椎间盘突出的发生。

平卧休息可以明显减轻脊柱压力，缓解腰腿痛。但必要的腰背肌锻炼可以反向减轻脊柱椎间盘的负荷。

避免或减轻的方法

通过图8-5可以了解到不同姿势脊柱的受压情况，所以减少久坐和避免提拉或是搬重物可以有效减少腰椎间盘突出的发生，同时，平卧休息可以明显减轻脊柱压力，是缓解腰腿痛的有效方法。但必要的腰背肌锻炼必不可少，肌肉的锻炼可以反向减轻脊柱负荷。

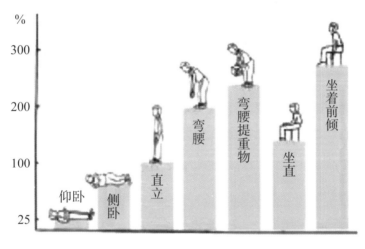

图8-5 不同姿势，脊柱受压比值

（蒋长青）

143

后 记

走进麻醉护士
——守护生命的"隐形天使"

手术结束后那神秘的一小时，你在哪？是谁陪你一起度过？在那里医护人员又会对你做什么？

今天，让我们跟着张大爷一起走进这个神秘的地方——麻醉苏醒室，一起来了解这个"鲜为人知"的团队——守护生命的"隐形天使"。

"嘀-嘀-嘀"在监护仪有节律的声响中，手术铺巾被掀开了，张大爷的手术顺利完成。

以为这就结束了么？殊不知，麻醉苏醒室的工作这才刚刚开始！

此刻的患者还在睡梦中……不同于日常的睡觉，现在的患者需要依靠呼吸机来帮助呼吸。

患者离开手术间，来到麻醉苏醒室，麻醉护士迅速地连接好心电监护，血压、脉搏等一切正常，为了给他保暖还给他用上了暖风机（相当于奢华电热毯啦），患者依旧"睡"得很香沉……

时间慢慢过去了，患者的血压慢慢高了起来，心跳也快了起来，经验丰富的小陈根据麻醉单的用药情况判断患者可能快醒了，轻轻地拍了拍他的肩膀，"张大爷，眼睛能睁开吗？"果不其然，患者似乎听到有人在叫他，动弹了下身子，慢慢睁开了惺忪的

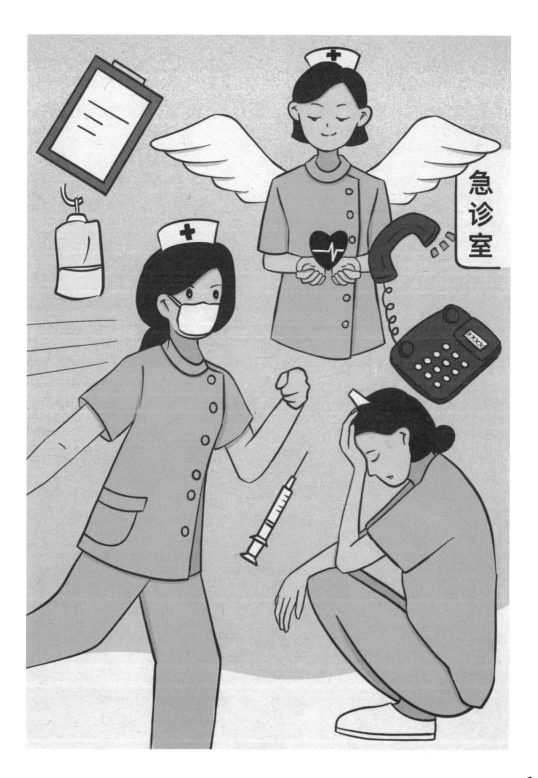

急诊室

睡眼。

"您的手术做好了，现在在麻醉苏醒室，您可以休息一会，如果有任何不舒适的地方都可以告诉我们，等您的各项指标平稳了，我们就会送您回病房！"

一小时后，患者经过麻醉医生和护士专业的综合评估，符合出室标准，由麻醉护士护送他返回病房，患者的"手术之旅"这才算正式结束。

在这里，不同患者的复苏之旅也因人而异，有像张大爷这样的优质患者，也有很多病情复杂的危重患者。麻醉后的关键一小时，可能会发生各种问题，这就需要麻醉护士们具备敏锐的观察力、专业的判断力以及迅速的处理能力。

在萦绕着机器声的房间里，患者置身于从未接触过的陌生环境中，Ta们是患者清醒后见到的第一人。是他们在为生命保驾护航的同时，关注着患者每一刻的身心变化。患者每一次的心跳搏动，是他们默默的守候；每一次的血压波动，是他们深深的牵挂。不放过任何不适，或去询问或去安慰，给患者带来最贴心的问候。

在手术室，麻醉护士是麻醉医生最可靠的工作搭档。随着舒适化医疗的发展，麻醉护士们也开始慢慢走出手术室，在疼痛门诊、无痛人流室、消化内镜中心、病房等医院的各个角落都能看到他们的身影。他们在医院的各个岗位上各司其职，关注疼痛、舒适度等问题，与麻醉医生携手为患者提供更高效、更安全、更舒适的医疗服务，致力于将优质的麻醉护理带给每一位患者。

（崔苏敏）